納得できる治療を受けて、
前向きに過ごすための手引き

がん治療の前と後

監修 医学博士 竹中文良
ジャパン・ウェルネス

法研

はじめに

　日本人の成人男性の2人に1人、成人女性の3人に1人ががんにかかるといわれています。がんの罹患率は高齢になるほど高くなりますので、長寿国日本では、がん患者さんは今後一層増えることでしょう。

　消化器外科医として、長年、がんの施術を続けてきた私も大腸がんになりました。1986年、55歳のときのことです。蒸し暑い夏の夜、ふと手に触れた下腹部のしこりに、全身から汗がどっと噴き出しましたが、同僚が行った手術は無事に終わり、退院後も忙しく仕事を続けました。しかし、がん治療の後に、「何かが違う」という気持ちになりました。

　正直を言うと、がんになる前の医師としての私は、手術が成功した患者さんの退院後のことはあまり考えていませんでした。しかし、自分ががんになってみると、がん治療の前よりも後の方が、日々の健康管理や再発、転移の不安など、気にかかることが多いのです。そんなことは、なかなか人に相談できませんし、当時は患者会などもなかったので、同じくがんになった同僚と、ときどきボソボソと話し合う程度でした。

　その後、アメリカで、がん患者同士が集い、話し合いながら精神面をサポートし合うザ・ウェルネス・コミュニティという団体を見学する機会がありました。自分自身の経験から、

精神的なサポートが、心身に有効に影響すると感じていましたので、定年を機にウェルネス・コミュニティの協力を得て、がん患者さんをサポートする団体ジャパン・ウェルネスを設立しました。サポート活動は広がりを見せ、現在も多くの方が参加しています。

　私はというと、大腸がんから20年後に、今度は肝臓がんになりました。75歳のことです。さすがに落ち込み、当時はもう手術はしないで、自然の成り行きにまかせようと感じました。結果的には手術を受けましたが、このとき「がんは、かかる年齢によって、受け止め方が随分違うものだ」という新たな気づきがありました。このような個人の思いを反映させていくことが、がん治療には大切だと思っています。そのためには、主治医とのコミュニケーション、そして家族や患者同士が助け合っていくことが重要になるでしょう。

　がんになってたいへんなこともありましたが、私はがん患者さんのサポート活動を続けながら、すばらしい出会いに恵まれ、新しい道が開けたと感じています。この本を手に取った方が、医師に自分の希望をきちんと伝え、積極的に治療を受けながら、前向きに過ごしてくれることを願っています。

2010年2月　竹中文良

本書の使い方

がんの療養生活では、「治療を選ぶとき」「病院で治療を受けているとき」「治療を受けた後の経過観察のとき」など、そのときどきの状態に合わせて、しておいたほうがよいことが、たくさんあります。何をしたらよいか迷うこともあることでしょう。

本書では、以下のように、（1章）治療を選び、入院準備をするまで、（2章）病院で治療を受けて、退院するまで、（3章）退院後の経過観察期間に分けて、そのとき、しておいたほうがよい確認事項や手続きなどを、順を追って紹介しています。（4章）では、医療費の負担を軽くする高額療養費の制度や民間の保険について紹介しています。

それぞれの場面で必要な、医師に質問するべきこと、伝えておくべきことなどを整理していきましょう。

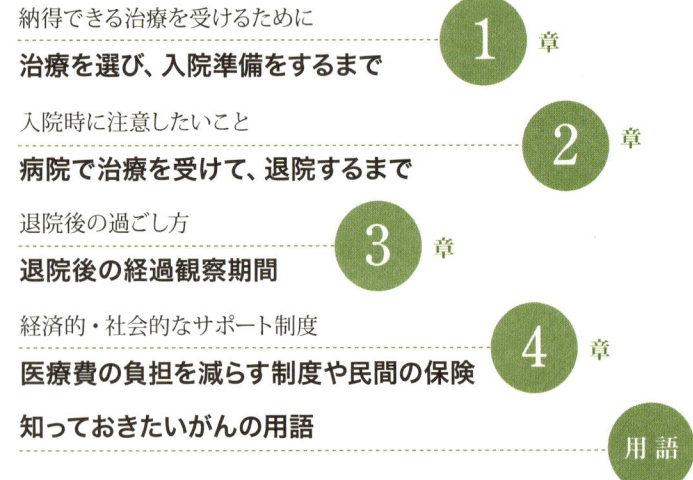

納得できる治療を受けるために
治療を選び、入院準備をするまで ①章

入院時に注意したいこと
病院で治療を受けて、退院するまで ②章

退院後の過ごし方
退院後の経過観察期間 ③章

経済的・社会的なサポート制度
医療費の負担を減らす制度や民間の保険 ④章

知っておきたいがんの用語 用語

※ 詳細はP6の目次をご覧ください。

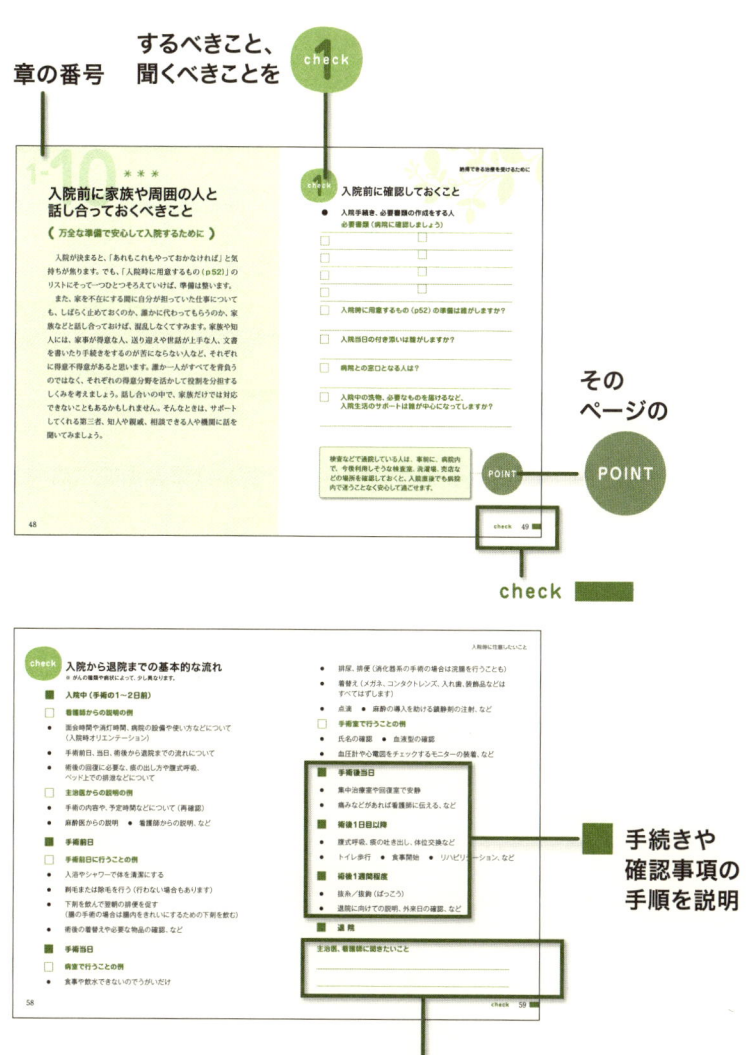

目 次

はじめに … 2
本書の使い方 … 4
がん療養生活の流れ … 10

1章 納得できる治療を受けるために

1 ● **がんとつきあっていくために** … 14
治療方法を理解して、自分の要望をまとめる

2 ● **がんの基本的な治療方法** … 16
三大療法とその他の療法

3 ● **質の高いがん医療が受けられる「がん診療連携拠点病院」** … 22
指定を受ける条件や病院の種類

4 ● **医師と話をするときは** … 24
大切なのは、納得できると感じられること

5 ● **受診時に聞いておくこと、伝えておくこと** … 28
伝えたいことに、優先順位をつけましょう　check

6 ● **受診時の聞き間違いに注意しましょう** … 32
主治医の説明を、自分の言葉で反復してみる

7 ● **情報の種類と活用方法** … 34
自分の病気、主治医の説明をよく理解するために

8 ● **セカンドオピニオンを受けるために** … 40
するべきこと、伝えておくべきこと　check

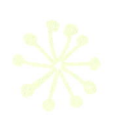

Q&A **こんなときどうする?** … 44
● 主治医に内緒でセカンドオピニオンを受けてもよいですか?
● どのようにセカンドオピニオンの話を切り出したらよいですか? など

9 ● **別な病院で、治療を受けたいときは** … 46
手順とやること

10 ● **入院前に家族や周囲の人と話し合っておくべきこと** … 48
万全な準備で安心して入院するために `check`

11 ● **入院時に用意するもの** … 52
必要なものをチェックして、準備しましょう `check`

2章 入院時に注意したいこと

1 ● **入院生活について** … 56
手術前後の流れ `check`

Q&A 手術前後、どうなるの？ … 60
● 排泄はトイレでできますか？
● 手術後に起こりやすい合併症は？　など

2 ● **化学（薬物）療法について** … 62
治療の基本的な知識と流れ `check`

3 ● **放射線療法について** … 72
治療の基本的な知識と流れ `check`

4 ● **術後に感じる痛み** … 78
痛みや合併症への対応 `check`

5 ● **緩和ケアの役割** … 82
痛みやつらさをやわらげること

6 ● **入院中に申請しておくとよい装具について** … 86
手順と必要な書類 `check`

7 ● **治療後に別な医療機関を紹介された場合** … 92
地域連携医療システム、2人主治医制 `check`

8 ● **退院後の生活の心得** … 96
主治医に確認しておきたいこと `check`

Q&A　退院後、どうなるの？ … 99
- ●退院後の食事は？ ●排泄で注意することは？　など

3章　退院後の過ごし方

1 ● **自宅での過ごし方** … 102
体を徐々に慣らしていきましょう `check`

2 ● **ご家族の方へ** … 104
家族にしかできないことがあります `check`

3 ● **経過観察期間の記録** … 108
主治医に医療情報を伝えられるように整理しておきましょう `check`

腫瘍マーカーについて … 115

4 ● **通院で受ける化学（薬物）療法の副作用の注意点** … 116
違和感を感じたら主治医に伝えましょう `check`

5 ● **術後の後遺症、倦怠感への対策** … 122
あなたの悩みや不安を聞いてくれる相談先を探しましょう

Q&A　こんなときどうする … 123
- ●痛みがなかなか取れないときは？
- ●だるさが続き、何もする気が起きなくなったら？　など

6 ● **「痛み」を医師にわかるように伝える** … 124
痛みを数値で言いあらわしましょう `check`

7 ● **がん療養中のうつ症状** … 126
多くの方が通過する回復の一過程です

8 ● **再発・転移の不安を感じたら** … 130
不安な気持ちを整理して、相談しながら解決していきましょう `check`

9 ● **再発・転移時に主治医の変更、転院はできる？** … 134
変更したいと思う理由を整理しましょう

10 ● **食事のとり方、食欲のないときの対処法** … 136
　　食事時間は、楽しい雰囲気づくりを

11 ● **代替療法を利用するときは？** … 138
　　主治医に相談と報告をしましょう `check`

12 ● **リンパ浮腫への対処法** … 142
　　セルフケアを続ければ必ず改善します `check`

13 ● **容貌の変化への対処法** … 146
　　手術や装具の著しい技術の進歩で、より自然な容貌へ

14 ● **患者会など、同じ経験をした方々との出会い** … 150
　　話し合い、暮らしの工夫などの情報を得ましょう

15 ● **職場復帰にあたって** … 154
　　働き方を相談しましょう

16 ● **養生法** … 158
　　適度な生活習慣を

連絡先

4章　経済的・社会的なサポート制度

1 ● **治療費用と公的医療保険** … 162
　　費用の内訳と保険の適用

2 ● **医療費の負担を減らす高額療養費** … 164
　　自己負担限度額の目安 `check`

3 ● **療養生活を支える制度** … 170
　　利用対象者と内容について `check`

4 ● **退院後に介護が必要な場合の介護保険の活用** … 176
　　サービス内容や手続き方法 `check`

5 ● **契約している民間保険の確認事項** … 180
　　確認するべきことと手続きの方法 `check`

用語　**知っておきたいがんの用語** … 186

がん療養生活の流れ

がんの療養生活は、治療を選ぶとき、治療を受けているとき、経過観察期間など、そのときどきで、するべきことが異なります。あなたが今どこにいるのか、その位置を確認しましょう。

検査を受ける
- 健康診断 ● がん検診、人間ドック
- 不調を感じて受診

精密検査を受ける

情報を集める

診断が出る
病期（ステージ）、転移や浸潤の確認をする

告知を受ける
主治医から診断結果、治療方針（三大療法など（p16））の説明を受ける
主治医に質問をする（p30）

（11ページへ）

情報を集める

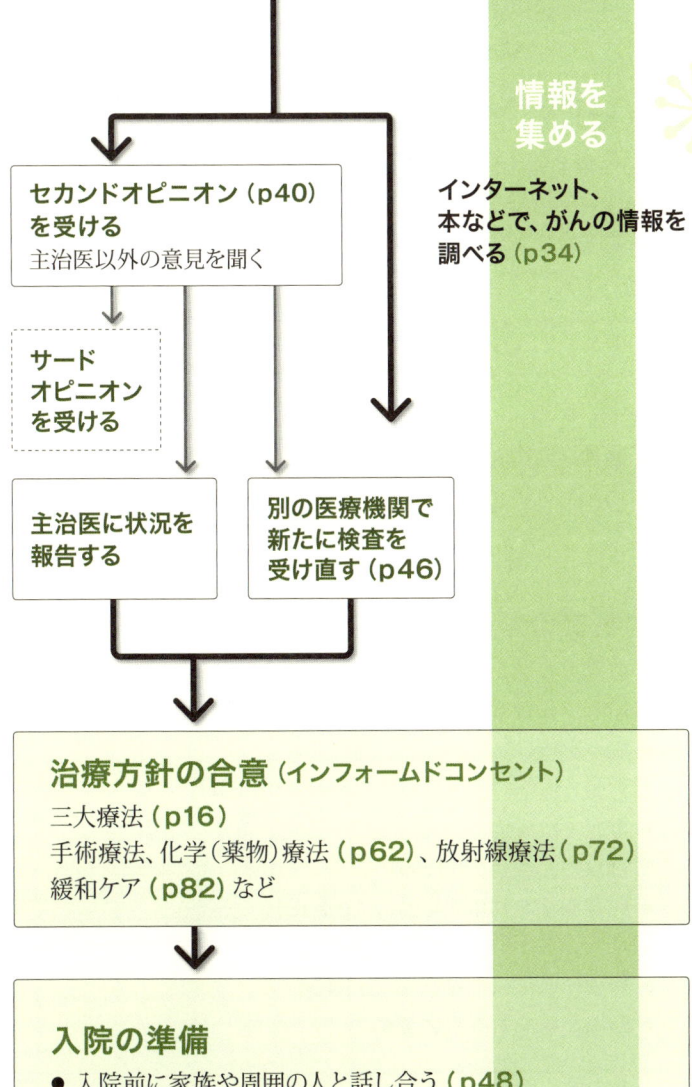

インターネット、本などで、がんの情報を調べる（p34）

セカンドオピニオン（p40）を受ける
主治医以外の意見を聞く

- サードオピニオンを受ける
- 主治医に状況を報告する
- 別の医療機関で新たに検査を受け直す（p46）

治療方針の合意（インフォームドコンセント）
三大療法（p16）
手術療法、化学（薬物）療法（p62）、放射線療法（p72）
緩和ケア（p82）など

入院の準備
- 入院前に家族や周囲の人と話し合う（p48）
- 入院時に用意するもの（p52）

（12ページへ）

入院して、治療を受ける

- 手術前後の流れ（p56）
- 手術・治療を受ける（p62、72）
- 緩和ケアを受ける（p82）
- 代替療法（p138）を試してみる

退院する

- 連携病院の紹介を受けることもある（p92）
- 退院前に確認しておく事柄（p96）

自宅での療養生活

- 自宅での過ごし方（p102）
- 通院で受ける化学（薬物）療法と副作用の注意点（p116）
- 痛みを感じたときの対応（p124）
- 再発・転移の不安を感じたときは（p130）
- 再発・転移時の主治医変更・転院を希望する場合（p134）
- 食事の注意点（p136）
- 代替療法を利用する場合（p138）
- リンパ浮腫への対処法（p142）
- 容貌の変化への対処法（p146）
- 職場復帰をする（p154）

※ 高額療養費、介護保険の制度などについては、
4章をご覧ください。

1章 納得できる治療を受けるために

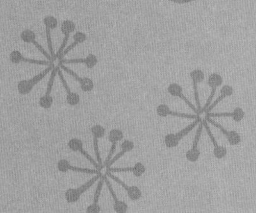

＊＊＊
がんとつきあっていくために

(治療方法を理解して、自分の要望をまとめる)

　告知を受けた瞬間は、ショックで頭が真っ白になり、主治医の説明をほとんど覚えていなかった、という方が大半です。これは誰しも同じです。

　しかし多くの患者さんは、少し時間が経つと自身の病気に関するインターネットの情報や本を熱心に読み込んで、本当によく勉強をしています。なかには、医師が驚くほどの知識を備えていらっしゃる方もいます。ただし、このようにして集めた情報は、病気の知識や標準治療（治療の有効性が高く、安全性が広く認められている治療方法）、治療薬や補完代替療法などの一般的な知識です。

　がんという病気の特徴のひとつには、個別性という言葉があげられます。同じ病名がついていても、早期がん、進行がんによって異なりますし、浸潤、転移の有無などによっても異なります。

　そして何よりも、がんになった方たちには、それぞれの背景があります。若い方、高齢の方、幼い子どもを抱えている方、介護をしている方、仕事を持っている方など、実に多様です。

　当然、希望する治療方法も、機能の温存を望む方、高齢で体力がないので開腹手術は避けたいという方など異なります。

がん治療において最も重要なのは、最初に受ける医療行為ですので、まずは、主治医の示す治療方法を理解することが大切です。そのためには、自分の病気についての知識も深めなければなりません。

　そのうえで、数多くのがんの情報から、「一般的にはAという治療方法になるようだけれど、私は、ここを大切にしたい」というように、受診前に自分の望みや考えをまとめ、メモにまとめていきましょう。そして、主治医に伝えてください。話をするのが苦手な方は、家族や信頼できる知人に同席してもらってください。

　こうして主治医に自分の望みを伝え、話し合いながら、一番よいと思われる治療方法、治療スケジュールが決まっていけば、納得できる治療になるのではないでしょうか。

　次ページからは、がん治療の基本情報と基本的な流れ、主治医へ確認するべきことなどを紹介していますので、医師を受診する際のコミュニケーションにご活用ください。

がんの基本的な治療方法

(三大療法とその他の療法)

　がんの告知を受けた方に示される治療方法は、基本的に「手術療法」「化学(薬物)療法」「放射線療法」の3種類があり、これを三大療法と呼んでいます。日本では、これまで手術ががん治療の中心にありましたが、近年は化学療法や放射線療法が進歩し、がんの種類やステージ(病期)によっては手術と変わらない効果が認められています。

　さまざまな検査を行いながら、"どの治療方法がその人のがんにもっとも効果を期待できるか"を、医師は探っていきます。検査結果に加え、その人の年齢や性別、環境や希望なども考慮して総合的に判断し、治療方法が提案されます。場合によっては、2つ以上の治療を組み合わせる(集学的治療)こともあります。

手術療法

　がんの病巣を切除し、その臓器の周辺組織やリンパ節に転移があれば、一緒に切り取ります。早期のがんや、ある程度進行しているがんでも、切除可能な状態であれば、手術療法が積極的に行われます。がんのかたまりが一気に取れるこ

とと、検査ではわからないごく小さな転移（微小転移）がなければ完治の可能性が高いことがメリットです。しかし、体にメスを入れるため、創部（キズ）の治癒や全身の回復にある程度時間がかかり、切除した部位によっては臓器や体の機能が失われることもあります。

こうしたデメリットを小さくするために、最近は、切除する範囲をできるだけ最小限にとどめる方法（縮小手術）や、内視鏡（小型カメラ）を使った腹腔鏡下手術、胸腔鏡下手術など、体への負担（侵襲）を少なくする手術の普及が進んでいます。

化学（薬物）療法

主に、抗がん剤 (p62) によってがん細胞を死滅させたり、増殖を抑えたりする治療方法です。抗がん剤の投与方法は、点滴や注射、内服です。血液を通して全身をめぐるため、ごく小さな転移にも効果があります。一方、脱毛、吐き気、倦怠感、しびれ感など、副作用の症状や、肝臓や腎臓、造血器官などへの障害が避けられず、患者さんにとってつらい治療になりがちなのが難点です。

しかし、吐き気などの副作用をやわらげたり抑えたり、白血球の減少を抑える薬の開発などによって、日常生活に支障がない程度に、症状を軽くできるようになってきています。また最近は、がん細胞だけに作用する分子標的治療薬 (p64) の開発が進み、実用化されているものが増えています。

このほか、乳がんや子宮がん、前立腺がん、甲状腺がんなど、ホルモンが密接にかかわっているがんに対しては、「ホルモン療法（内分泌療法）」がよく行われます。特定のホルモンの分泌や作用を抑制することで、がん細胞の活動を抑えて腫瘍を小さくしたり、転移や再発を抑えたりします。副作用は比較的少なめですが、長期間治療を続ける必要があります。

放射線療法

　がんの病巣部に放射線を照射して、がん細胞を死滅させる局所療法です。治療前の検査技術や照射方法の進歩によって、がんの大きさや位置を正確に測り、その部分だけに集中的に照射することが可能になって、効果は格段に向上しています。

　また、体の外側から放射線を照射する「外部照射」だけでなく、放射線を出す物質を密封した針やカプセルを病巣部に挿入する「密封小線源治療 (p74)」、放射性物質を注射や内服で投与する「放射性同位元素内用療法 (p74)」があります。照射する部位によっては、一時的に皮膚や粘膜の炎症症状などの、副作用があらわれることもあります。

　放射線療法に使われる放射線としてよく知られているのはX線ですが、このほか、粒子線を使う陽子線治療や重粒子線（炭素イオン線）治療 (p74) も実用化が進んでいます。

がんの三大療法

手術療法
がんの病巣部を切除する局所療法

問題点
- 創部（キズ）の治癒と全身の回復に時間がかかる
- 臓器を切除することによって、臓器や体の機能が失われることがある
- ごく小さな転移（微小転移）は治療できない
- 手術不能な場所にできたがんには適応しない

対応 縮小手術、内視鏡下手術、腹腔鏡や胸腔鏡での手術によって体への負担（侵襲）を小さくすることが可能

化学（薬物）療法
抗がん剤などの薬物を投与して、がん細胞を死滅させたり、増殖を抑えたりする全身療法

問題点
- がん細胞以外の健康な細胞にも悪影響を与えるため、さまざまな副作用があらわれる可能性がある（p69、118）
- がんの種類によっては抗がん剤の効果があらわれにくい
- 高額な薬を長期にわたって使用する場合もある

対応 副作用を小さくする薬で、痛みや辛さをやわらげることが可能

放射線療法
がんの病巣部に放射線を照射し、がん細胞を死滅させる局所療法

問題点
- 放射線の影響により、照射部分の炎症症状などの放射線障害があらわれる
- めまいなどの全身症状があらわれることもある
- 密封小線源治療、放射性同位元素内用療法では、一部、行動の制限が必要

対応 副作用に対しては、症状をやわらげるケアを行う

その他の療法

最近では、「緩和ケア（p82）」の重要性も増しています。これまでは、がんの末期のケアというイメージの強かった緩和ケアですが、現在では、がん療養中の痛みや辛さを軽減させるためには治療初期から行うべきと考えられ、告知後から積極的に取り入れられています。三大治療の補完的に行われる代替療法（p138）もあります。

このように、がん治療ではそれぞれのメリットとデメリットを考え合わせた上で、中心となる治療方法を選び、他の方法も組み合わせていく必要があります。三大療法による標準的な治療方法に加え、さまざまな方法を取り入れて総合的な治療を行うことをがんの集学的治療といいます。

心のケアや社会的支援も欠かせません。そこで、外科医、内科医、放射線科医、腫瘍内科医、精神科医、看護師、検査技師、薬剤師、栄養士、理学療法士、医療ソーシャルワーカーなどさまざまな職種が集まり、治療とケアについて多方面から検討するチーム医療が進められています。

補完的に行われる療法

治療法	特徴
漢方薬	主に副作用の対策や、全身の免疫力を高めるために、方剤などが用いられる。保険が適用される漢方薬もある。
温熱療法	がん細胞が約43℃の熱で死滅する特性を利用し、がんの病巣に集中的に熱を当てたり、全身的に体温を上げたりすることで治療する方法。血行がよくなることで、全身の免疫力が向上するというメリットも期待できる。
理学療法	乳がんや子宮がん、前立腺がんの手術や放射線療法のあとに出現した進行性のむくみ（リンパ浮腫 (p142)）に対しては、スキンケア、圧迫療法、リンパドレナージ（リンパマッサージ）、運動療法を組み合わせた複合的理学療法が行われ、保険も一部適用される。

集学的治療

標準的な治療
手術療法
化学（薬物）療法
放射線療法

緩和ケア

補完
代替療法

質の高いがん医療が受けられる「がん診療連携拠点病院」

(指定を受ける条件や病院の種類)

　がん医療の体制は、2006年に制定された法律「がん対策基本法」によって大きく変化しました。この法律の目的は、全国どこにいても、質の高いがん医療が受けられるようにすることです。

　病院の選択肢が少ない地域に暮らしているために、質の高い医療が受けられなかったり、病院によって治療レベルに大きな差があるのでは問題です。そのため、大学病院、総合病院といった施設の種別とは関係なく、がんの専門医や専門的な医療設備を置くなど、一定の条件を備えている病院を「がん診療連携拠点病院（がん拠点病院）」と指定して、それらを中心に医療機関同士の連携を図り、地域全体の医療の質を向上させる取り組みがスタートしています。

　また、がん拠点病院には、がんについて幅広く相談できる「相談支援センター（p39）」が設けられました。拠点病院を受診していない人も利用できるので、積極的に活用しましょう。

　なお、がん拠点病院の指定を受けていなくても、レベルの高いがん治療を行っている病院もあります。がんに重点を置いた設備体制ではなかったり、特定のがんのみを対象としている大学病院や専門病院がその一例です。

がん拠点病院に求められる主な条件

がん診療の体制	5大がん（肺がん、胃がん、肝がん、大腸がん、乳がん）について、手術、放射線療法、化学療法、緩和ケアを提供できる体制がある。また、それらの専門的な知識を持つ医師や看護師などがいる。
がんの相談支援	がんの相談支援センターを設け、患者、家族、住民、医療従事者などからの総合的ながん相談に電話で対応する。
セカンドオピニオンの提供	主治医以外の専門医が、第三者として、がんの診断、治療などについて意見を提示する「セカンドオピニオン」を実施する。
普及啓発・情報提供	患者、家族の不安や疑問に対応するための各種情報を収集、提供する。
院内がん登録	今後のがんの治療などに役立てることを目的に、患者のデータなどを登録・収集する。
医療従事者の育成	地域の医療従事者に対して、がん治療や緩和ケアなどの教育研修を実施する。

がん拠点病院の種類

都道府県がん診療連携拠点病院 都道府県ごとに1ヵ所程度	都道府県内のがん診療の質の向上、連携協力体制を築く中心的な役割を担う。地域がん拠点病院の医療従事者への研修、診療支援を行う。がん診療体制について話し合う。
地域がん診療連携拠点病院 二次医療圏（数市町村）ごとに1ヵ所程度	地域の医療機関の医師との診断・治療の連携体制をつくる。また、がん医療に携わる医師などを対象に、研修を実施する。

***
医師と話をするときは

(大切なのは、納得できると感じられること)

　病院で検査を受けて、告知と治療方法の説明を受けるまでには、何度か主治医の元を訪れる機会があります。主治医が説明する治療方法に納得できていて、迷いがなければ問題はありませんが、主治医の雰囲気が冷たくて話をしにくい、この主治医にすべてをまかせていいのだろうか、と不安に感じた方もいるのではないでしょうか。

　人と人が出会ってそれほど時間がたっていない場合、会話を重ねることでしか、相手との信頼関係は深まりません。あなたの病状について詳しく知っているのは、主治医とあなただけですから、まずは、主治医に提示された治療方法について、わからないことはできるだけ質問して、主治医の回答を理解しながら、納得できると感じられることが大切です。そして、信頼できると感じたら、信頼している気持ちをきちんと伝えていきましょう。

　最初から苦手な雰囲気を感じ、何度か話をしてみても、やはり納得できない方もいると思います。主治医の話を納得ができないと感じるようでしたら、セカンドオピニオン（p 40）を受けることや、転院（p46）を考えましょう。

　1章の4〜6では、あなたと主治医が良好な関係を築きながら、話せるようにするための心得、受診時に確認しておくべきことなどを紹介していきます。

納得できる治療を受けるために

病院に行く前に

事前にメモを準備する

限られた時間の中で医師と対話することは、患者本人や家族にとって緊張を伴います。あれもこれも聞きたいという気持ちから、言っていることにまとまりがなくなったり、逆に言いたいことや聞きたいことの半分も言えなかったという場合もあるでしょう。医師と面談するときは、必ず事前に **p29** のようなメモを用意しましょう。診療時間が限られているので、優先順位をつけて3、4種類に絞っておくことをおすすめします。

病院に着いたら

1 最初は「挨拶」

「こんにちは」「よろしくお願いいたします」。たったひとことですが、病院内でも一般社会と同様にコミュニケーションの基本的なマナーや礼儀を忘れずにいましょう。

2 話を聴く力

質問力の高い方は、たいてい相手の話をきちんと聴きます。「聴く」とは、ただ話しを聞くだけでなく、相手の気持ち、目的を理解することです。

3 話す力

主治医と話をする力も必要です。ただし、うまく話す必要はありません。診察券と一緒に、事前

にまとめたメモを渡してもいいし、主治医の前でメモを読み上げてもいいでしょう。それもむずかしいときは、家族や知人に同席してもらい、話してもらいましょう。

4 伝えておくべきあなたの情報

いつごろから、どのような症状がどんなふうにあるのかは、あなた自身にしかわからないことであり、主治医にとっては、大切な情報です。できるだけ明確に伝えるためには、受診の前に症状や痛みなど感じていたことを、主治医に説明できるよう**p29**にメモしておきましょう。

5 不安な気持ちは落ち着いて、攻撃的にならずにゆっくり表現

話しをする際は、怒りや不安な気持ちがつのっていても攻撃的な口調にならないように注意しましょう。あなたをイライラさせている要素、不安に感じている事柄があれば、穏やかにゆっくりとした口調で説明しましょう。

6 データなどの数字はメモをとる、コピーをもらう

検査結果の数値や医療の専門用語などは、後で改めて思い出してみると、よく理解していないとわかることがあります。検査結果などのデータで、コピーできるものはもらったり、その場で**p30**に記録しましょう。また、わからない言葉や数

値の意味など、疑問に思ったことは、書きとめておきましょう。

7 終わりには、感謝の言葉を忘れない

診察の最後には、感謝の気持ちを必ず言葉で伝えましょう。

8 主治医に聞けなかったこと、聞きにくいこと

聞きたいことがあるけれど、主治医が忙しそうで質問するのを躊躇してしまうというときは、質問したいことをメモにまとめて主治医に手渡ししたり、看護師に手渡して伝えてもらうようにしましょう。薬のことなら薬剤師、食事のことなら栄養士と、他の専門のスタッフに意見を聞いてみてください。

POINT

- 主治医に不信感を抱いても、話をするときは、詰問するような口調は避けて、穏やかにゆっくりと説明しましょう。

- p30を参考にしながら、主治医に質問をしましょう。

- 主治医に話を直接聞きにくいときは、質問事項をメモにまとめて、主治医に手渡しましょう。

＊＊＊
受診時に聞いておくこと、伝えておくこと

(伝えたいことに、優先順位をつけましょう)

　病気の説明や治療方法などは初めて聞く言葉も多いので、むずかしく感じることと思います。一度で理解できなくて当然なので、次回の受診時に不安に感じていることやわからないことを質問して、理解しながら、次の段階に進みましょう。

　ただし、念頭に入れておいていただきたいことがあります。主治医と話をする時間はいくらでもあるわけではない、ということです。主治医は、あなたの医学的な疑問にはできる限り答えてくれると思いますが、あなたの不安な気持ちを何でも聞いてくれて、解決してくれるわけではありません。不安を感じているのなら、その気持ちをぶつけるのではなく、何が不安なのかを整理して伝えていきましょう。解決の糸口が見えてくることと思います。

　逆に、何を質問したらよいかわからない方もいると思います。そんなときは、p30の項目からいくつか選んだり、応用して主治医に質問してみましょう。あなたが感じている症状や、希望を伝えておくことも大切です。治療方法を判断するのに必要な情報ですので、受診前にp29の記入欄をまとめておきましょう。

納得できる治療を受けるために

病院に行く前に確認しておくこと

☐ **家族構成**

父・母　夫・妻　子ども／男　　人・女　　人

一人暮らし　／　近くに信頼できる知人は　いる　いない

☐ **自分の既往歴**

☐ **祖父母、父母、きょうだいの既往歴**

☐ **その他**

☐ **痛みや自覚症状**

☐ **不安に感じていること**

☐ **希望**　例）● 入院日数をできるだけ減らしたい
　　　　　　　● できるだけ、副作用の少ない治療方法にしてほしい

主治医への質問（自分の身体について）

　　　　　　　　　　年　　　月　　　日（　　）

- [ ] **病院名**　　　　　　　　　病院　　　　　　　科
- [ ] **主治医**
- [ ] **同席者**
- [ ] **何のがんですか？**
- [ ] **どこの部位にできていますか？**
- [ ] **大きさと数は？**
- [ ] **がんのステージ（病期）は？**
- [ ] **転移していますか？**　　　　　している　していない
- [ ] **どこに転移していますか？**

- [ ] **検査結果**

- [ ] **検査結果の数値のコピーをください**　※ 本に挟んでおきましょう
- [ ] **治療方法は？**　　手術療法 ・ 化学療法 ・ 放射線療法
- [ ] **それをすすめる理由は？**

- [ ] **その他の治療方法はありますか？**

納得できる治療を受けるために

- [ ] 入院する日数は？ 何日くらい仕事を休むことになりますか？

- [ ] 治療費の目安は？

- [ ] 治療の成功率は？

- [ ] その他

check 3 主治医への質問（手術後について）
以下の中から、気になっていることを選んで、聞いてみましょう。

- [ ] 手術後は、今まで通りの生活が続けられますか？

- [ ] 手術後の合併症や後遺症の心配はありますか？

- [ ] リハビリは必要ですか？

- [ ] 仕事や職場復帰はいつごろになりそうですか？

- [ ] 再発の可能性はどのくらいありますか？

- [ ] 再発した場合、どのような治療をするのですか？

受診時の聞き間違いに注意しましょう

(主治医の説明を、自分の言葉で反復してみる)

　主治医は「説明しました」と言うけれど、あなた自身は聞いた覚えがない、もしくは、別の意味でとらえていた、という勘違いから、思わぬ手術を受けるところだったということがあります。主治医からの検査内容や結果、治療方法などの説明は「理解したつもりでも、思い込みや勘違いをしていた」ということがあります。どのようなケースがあるか紹介しましょう。

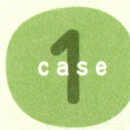

「全部取る?」

　子宮がんと診断されたAさんは、医師の「症状が重くなると思いますから、全部取りましょうか」という言葉に、「はい、取ってください」と答えました。Aさんは「腫瘍を全部取る」と思っていましたが、手術直前に、「全部取る」のは「子宮を全部取る」ことだとわかりました。Aさんは当日、手術の延期を申し出ました。

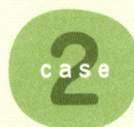

「何の危険率?」

　手術について説明を受けているとき、医師は「手術の危険率は10%くらいです」と言い、患者・

家族は手術に同意しました。ところが、術後に容態が急変して患者さんは死亡してしまいました。実は、患者・家族は「合併症などが起こる危険率」と思っていたのですが、医師は「死亡の危険率」として話したのでした。

---

case ❶、❷のいずれも、具体的な主語や目的語がないまま会話をしています。「私の○○を取るということですか？」「手術によって○○が起こる危険の率でしょうか？」と主語、目的語を明確にして、医師の説明を自分の言葉で反復して確認をとると、意味の取り違えが少なくなります。質問の終わりには、例えば、「○○先生がおっしゃったことは、○○と思ってよいのですよね」と念押しして終わりましょう。

　また、治療方針の説明の場合、一度聞いただけでは理解しにくいと思いますので、後でもう一度確認したいというときは、医師に承認を得れば「録音する」ことも可能です。その際は、「あとで冷静になってからじっくり考えたいので、聞き直したいのです」「夫が同席できないので、自宅で一緒に聞きたいのです」などの理由を伝えて、録音の許可を申し出てください。

情報の種類と活用方法

(自分の病気、主治医の説明を
よく理解するために)

　情報を得る手段は、主に、発信されている情報を読むことと、人から聞くことに分けられます。発信されている情報は、インターネットを中心に、本や新聞、雑誌などがあり、とくにインターネットは、医療機関、製薬会社の発信するものから、個人が書いた闘病記のブログまで、量も豊富です。正確で新しい情報もありますが、間違ったり偏ったりしているものもあります。また、医学は日進月歩ですから、古い情報もあります。

　そのため、インターネットの情報を読む際は、「正確性」と「新しさ」を常に意識しましょう。そして、一つの記事を読んだら、別な記事ではどのように書かれているかを確認するようにしましょう。

　インターネットを使わない方もいらっしゃることでしょう。その場合は、近くにいる人にインターネットで検索してもらったり、本や雑誌、新聞、がんセンターや各病院が発行している冊子などを手に取ることと思います。

　さまざまな方法で情報に触れていく中で、主治医に示された治療方法が標準的（標準治療）であることを知って安心する場合もあるでしょうし、一方で、自分のがんの治癒率や生

存率の数値を見て、厳しい現実を知ることもあるでしょう。自分の病気の知識が深まるのは重要なことですが、知り得た情報で不安をつのらせるのではなく、むしろ情報から以下のような活用ができると思ってください。

- 主治医の会話が理解しやすくなる。
- より詳細な質問が主治医にできるようになる。
- 主治医が提案した治療方法以外の治療方法について、質問、相談ができる。

何で情報を得るか

☐	**インターネットで情報を入手する** ▶ webを見る
☐	**本・雑誌などの活字から情報を入手する** ▶ 書店、図書館に行く　▶ 病院の図書館に行く
☐	**医療機関や関係機関の情報を入手する** ▶ 相談支援センターに電話する
☐	**体験者から情報を聞く** ▶ 患者会に入会する　▶ 体験者の書いた本など

情報を見る際の チェックポイント

主観的情報は、自分にとって適切な情報であるか、
正確性や新しさに問題はないか、見極めながら、
病と闘っているご自身の心のケアに活かしましょう。

1　発信された日付はいつになっていますか？

サイトには古い情報もたくさんあるので、作成時期やその後の更新日などをよく見ましょう。3年以上更新されていないものは、情報が古い可能性があります。

2　発信者は、どこですか？

たとえば、サイトのスポンサーが企業であれば、自社に有利な情報になっていることもあります。公的機関が発信する情報を中心にしましょう。

3　キーワードに追加してみましょう

疾患や治療などについて検索するとき、検索キーワードに「根拠」や「エビデンス」という言葉を加えてみましょう。より信頼性のある情報を得る可能性が高まります。（「朝日新聞」2008年12月16日の記事「賢い患者になるために」より）

4　治癒率、生存率などの数値

あくまで平均値なので、あまり振り回されないようにしましょう。

がんの情報の種類

1. がんの疾患、検査や治療などの情報
2. 症状や副作用、後遺症などの情報
3. 病院・医師や専門医に関する情報
4. お金・経済、就労などの情報
5. 生活の工夫、QOLなどの情報
6. 患者会や相談窓口に関する情報

　数多くの情報を読み込んでいくと、分からないこともたくさんでてくると思います。がんの情報は、上記のように主に6種類に分けられます。誰かに相談したいというときは、何についての相談なのかを明確にして、がん専門の医療関係者による電話相談などを行っている団体がありますので、問い合わせてみましょう。全国のがん診療連携拠点病院(p22)には「相談支援センター(p39)」が設置され、電話や対面で治療や療養生活、医療費など全般的な相談を受けつけています。また、日本対がん協会では、「がん相談ホットライン(p39)」などの電話相談もあります。

治療方法、心得など、がんに関する情報

調べてみる

がん情報の代表的なインターネットサイトを紹介します。
調べものをするときは、まず以下のサイトを
見ることをおすすめします。

● インターネットで調べる

がん情報サービス

国立がんセンターが発信する総合的ながんの情報サイト。がんの種類別に、標準治療、薬剤、副作用、合併症、など、項目が細分化されていて、わかりやすい。

http://ganjoho.jp

（財）がん研究振興財団

がんの征圧をめざし、がんに関する研究の助成、診断治療技術の開発の助成などを行っている。
そのほか、当サイトから、がんの冊子「やさしいがんの知識」「がんとどう付き合うか(一般篇)」など、簡易でわかりやすくまとめてある冊子が無料でダウンロードできる。

http://www.fpcr.or.jp

がんサポート情報センター

各種がんの治療方法の情報、副作用対策、在宅医療、代替医療など、細分化された項目ごとに紹介。第一線で活躍する医師による、対談やインタビュー記事も豊富。

http://www.gsic.jp/cancer/index.html

県立静岡がんセンター　Web版がんよろず相談Q&A

全国7,885人のがん体験者の悩みを病気ごとにまとめ、体験者からの助言を紹介している。受診、告知、副作用や後遺症、在宅ケアなどの項目に分けられていて検索しやすい。

http://www.scchr.jp

㈶先端医療振興財団がん情報サイト

米国国立がん研究所のPDQ®の日本語訳版をはじめとする、がんの最新治療情報や治療成績、臨床研究の情報、がんに用いられる標準治療薬や支持療法薬といった、がんに関する最新で、包括的な情報を配信。患者向け、医療の専門家向けと分かれており、基本的にはがんの知識の上級者向け。

http://cancerinfo.tri-kobe.org

● 電話で相談してみる

相談支援センター一覧

全国の、相談支援センターが設置されている病院の住所、電話番号、ファックス番号が記載されています。

http://ganjoho.jp/pub/hosp_info/index_03.html

「がん相談ホットライン」

日本対がん協会が主催。看護師や社会福祉士が、患者さんや家族、友人からの相談を受けつけている。時間は原則20分間ですが、電話料金以外の料金はかからず名乗らなくてもよい。

tel：03-3562-7830　月～土10：00-18：00
http://www.jcancer.jp

＊＊＊
セカンドオピニオンを受けるために

(するべきこと、伝えておくべきこと)

　主治医からがんの進行度や治療方法などの説明を受けても、慣れない病気の用語などが含まれている話を正確に理解するのは、誰にとってもむずかしいものです。まして、あなたが自覚している症状と、主治医に告知されたがんの進行度とに差を感じたり、ほかの医師の治療方法に効果を感じたりすると、主治医以外の医師の意見を聞いてみたいと感じるのは当然のことです。

　最近では、セカンドオピニオンを受けたいという患者さんが増えています。最終的に、納得して選んだ治療方法なのだ、と思えることが大切ですから、現在の治療方法でよいのか不安を感じる方は、セカンドオピニオンを受けることをおすすめします。

　セカンドオピニオンを受けたいという患者さんに対して、不機嫌になる主治医も少なくなりました。もし、主治医がそのことで不快感をあらわにするようならば、今後の関係性にも不安が残ります。主治医に直接セカンドオピニオンを受けることを言いづらい場合は、がん拠点病院（p22）の相談支援センター、病院の医療相談室（看護師、ソーシャルワーカー）に相談すると手配の方法などを教えてくれます。ここで

は、セカンドオピニオンを受けるために必要な「手順」や「医師との会話法」を紹介していきます。

check 1　セカンドオピニオンを受ける前に

　とにかくセカンドオピニオンを聞きたい、と漠然と思っているだけでは、せっかく足を運んでもとりとめのない会話になってしまいます。まずは、主治医の治療方法の何に（手術療法以外の方法はないのか？　など）不安を感じているのかメモに書きとめておきましょう。セカンドオピニオンを受けたいと感じた理由が明確だと、別な医師へもすぐ質問ができます。

☐ **主治医の診断（病名）、治療方法**
※p30の補足があれば記入しましょう。

_____

_____

☐ **セカンドオピニオンを受けてよいですか？**

　　　　年　　　月　　　日　（　　　）主治医に確認済

■ **セカンドオピニオンを受ける内容**

_____

_____

_____

_____

check 2 セカンドオピニオンを受ける準備をする

■ セカンドオピニオンを受けたい医師、病院名、連絡先を調べる

☐	病院	科	先生
tel.	予約日　月　日（　）　：		
必要書類	紹介状　・　診断書　・　検査結果の書類		
☐	病院	科	先生
tel.	予約日　月　日（　）　：		
必要書類	紹介状　・　診断書　・　検査結果の書類		

※ 検査結果の書類には、レントゲン写真、放射線画像フィルムなどがあります。

check 3 セカンドオピニオンを受けた結果

■ セカンドオピニオンを受けた医師の意見

_____

_____

☐ **主治医に結果を報告する**　予約日　月　日（　）　：

■ これから、どうしますか？ 選択肢は以下の3つです。

☐ 主治医の病院で治療を継続する

☐ セカンドオピニオンを受けた病院で新たに外来を受診する

☐ 別な医師、病院を新たに探す

セカンドオピニオンについて

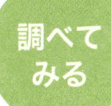

調べて みる

下記は、セカンドオピニオンに関する団体です。
セカンドオピニオンに関する情報の発信や医師の紹介、
相談を受けているところもあります。

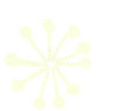

相談支援センター

全国各地の相談支援センターの連絡先が検索できる。
http://ganjoho.ncc.go.jp/pub/hosp_info/index_03.html

特定非営利活動法人ジャパン・ウェルネス

専門外来ではなく、セカンドオピニオンの相談をしたいときにおすすめ。経験豊富な複数の医師がアドバイスをしている。
http://www.japanwellness.jp/secondOpinion.html
tel：03-5545-1805

特定非営利活動法人キャンサーネットジャパン

海外の信頼できるがん情報や知っておきたい薬の情報、外来診療や対面でのセカンドオピニオンも受けつけている。
http://www.cancernet.jp　tel：03-5840-6072

セカンドオピニオン・ネットワーク

セカンドオピニオンを上手にとる7か条などが載った冊子がダウンロードできる。また協力医のリストを掲載。
http://www.2-opinion.net　fax：03-3490-5808

こんなときどうする？ Q&A

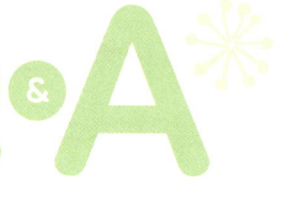

Q1 主治医に内緒でセカンドオピニオンを受けてもよいですか？

A. 主治医に「セカンドオピニオンを受けたい」と話しづらい、という人は多いかもしれません。でも、セカンドオピニオンを受けるためには、検査データなどの書類や紹介状が必要です。それがないと、セカンドオピニオンが受けられません。主治医に申し出ない場合は、別な病院で最初から検査をしてもらうことになりますので、必ず、主治医に申し出てください。

Q2 どのようにセカンドオピニオンの話を切り出したらよいですか？

A. 苦手意識が働いてどうしても話せない、という場合、セカンドオピニオンを受けたい医師を探して、検査データなどの書類の手配を依頼する方法もあります。しかし、主治医にはセカンドオピニオンを受けたいと伝えましょう。たとえ主治医に不機嫌な顔をされたとしても、その時点で、あなたはきちんと手順を踏んだことになるのです。どうしても話しにくいという方は、以下のように話をしてみましょう。

- 家族や信頼のおける知人に同席してもらい、その人からセカンドオピニオンの話をしてもらいましょう。
- セカンドオピニオンについて書かれた小冊子や資料を主治医に見せて、「こういうのは、どう思われますか?」とたずねてみましょう。

Q3 セカンドオピニオンの話をした後の主治医が不機嫌です。今後の関係性はどうなるのでしょうか?

A. 主治医の意見を信用していないわけではないけれど、他の医師の意見も聞いてみたいと感じるのは当然のことです。「はじめてのがんなので不安で、他の先生の意見も聞いてみたいのです」など、あなたの素直な気持ちを医師に伝えてください。そこで、真剣に自分の病気と向き合っているあなたの気持ちが理解されないようであれば、今後、よい関係を築いていくことが危ぶまれます。別な医師を受診してみましょう。

***
別な病院で、治療を受けたいときは

(手順とやること)

　セカンドオピニオンを受けた結果、医師を変えたい、別な病院で治療を受け直したいと思った人もいるでしょう。また、セカンドオピニオンを受けていなくても、「現在の病院の治療方針や対応に納得できない」と思い、転院を考える人もいるのではないでしょうか。その場合、どのような手順で新たな診療・治療を受ければよいのでしょうか。

セカンドオピニオンを受けた病院で治療する場合

　実際に、セカンドオピニオンを受けた医師の意見を聞いて、その医師に治療をしてもらいたいと思う方もいると思います。その場合は、いくつかの段階を踏まなければいけません。

　まず、セカンドオピニオンを受けた医師のいる病院で、治療を希望していることを伝え、受け入れてもらえるかどうかを確認します。人気のある医師の場合、手術を希望しても、手術日が何ヵ月も先になってしまったり、予約を受けつけていない場合があるためです。

　受け入れてもらえるようであれば、主治医に転院することを

伝えましょう。そして、新たに、セカンドオピニオンを受けた病院で、がんの種類に応じた診療科を外来受診し直します。そこで、新たに検査などを行ったのち、治療方針、治療のスケジュールなどが決められます。

新たに、自分に適した医師を探して治療を受ける場合

医師や病院を選ぶのは、あなたにとって最も重要で、悩ましい問題でもあります。自分が治療を受けたいと感じられる病院、治療に実績のある医師について調べる方法は、本やインターネットを読んだり、医療関係の情報に詳しい人に聞いたり、加入している民間保険があれば付帯サービス（p180）を利用したりすることです。その中で疑問に感じたり、わからないことがあれば、セカンドオピニオンを受けた医師や、相談支援センター（p39）などに聞いてみましょう。

がんの告知を受けたあとは、情報を集めたり、入院準備や身辺の整理などで慌しくなります。その時間の中で、転院の手続きを行うのは多大な労力を要し、心身にも負担がかかります。このようなことを十分に考慮して、新たな医療機関選びを行いましょう。そして、転院することが正式に決まったら、一人でやりきろうと思わずに、周囲の人に協力してもらいながら、転院の手続きを行いましょう。

＊＊＊
入院前に家族や周囲の人と話し合っておくべきこと

(万全な準備で安心して入院するために)

　入院が決まると、「あれもこれもやっておかなければ」と気持ちが焦ります。でも、「入院時に用意するもの（p52）」のリストにそって一つひとつそろえていけば、準備は整います。

　また、家を不在にする間に自分が担っていた仕事についても、しばらく止めておくのか、誰かに代わってもらうのか、家族などと話し合っておけば、混乱しなくてすみます。家族や知人には、家事が得意な人、送り迎えや世話が上手な人、文書を書いたり手続きをするのが苦にならない人など、それぞれに得意不得意があると思います。誰か一人がすべてを背負うのではなく、それぞれの得意分野を活かして役割を分担するしくみを考えましょう。話し合いの中で、家族だけでは対応できないこともあるかもしれません。そんなときは、サポートしてくれる第三者、知人や親戚、相談できる人や機関に話を聞いてみましょう。

POINT　検査などで通院している人は、事前に、病院内で、今後利用しそうな検査室、洗濯場、売店などの場所を確認しておくと、入院直後でも病院内で迷うことなく安心して過ごせます。

納得できる治療を受けるために

check 1 入院前に確認しておくこと

● 入院手続き、必要書類の作成をする人

必要書類（病院に確認しましょう）

- [ ] 　　　　　　　　　　　　　　　　- [ ]
- [ ] 　　　　　　　　　　　　　　　　- [ ]
- [ ] 　　　　　　　　　　　　　　　　- [ ]
- [ ] 　　　　　　　　　　　　　　　　- [ ]

- [ ] 入院時に用意するもの（p52）の準備は誰がしますか？

- [ ] 入院当日の付き添いは誰がしますか？

- [ ] 病院との窓口となる人は？

- [ ] 入院中の洗物、必要なものを届けるなど、入院生活のサポートは誰が中心になってしますか？

- [ ] 退院当日の迎えは誰がしますか？

- [ ] 証券類の保管場所を誰かに伝えておきましたか？

- [ ] その他

check 2 入院前に確認しておくこと（タイプ別）

● **家庭内で小さな子どもがいる場合**
☐ 誰が中心になって世話をしますか？

☐ 幼稚園、保育園まで送り迎えは誰がしますか？

☐ 炊事、洗濯、掃除などの家事の役割分担は？

☐ その他

● **家庭内で介護が必要な高齢者がいる場合**
※ ショートステイやヘルパーの利用など代案を考えましょう。

☐ 介護はあなたの代わりに誰がしますか？

☐ その他

● **仕事をしている場合**
☐ 入院による不在を、職場や取引先の誰に報告しますか？

☐ 不在期間の担当業務は、誰に引き継ぎましたか？

☐ その他

納得できる治療を受けるために

- **一人暮らしの場合**
- ☐ 現状や入院期間などを、親や親族、知人に伝えましたか？

- ☐ 困ったときにサポートしてくれる友人や知人はいますか？
  状況を知らせましょう。

- ☐ その他

- **ペットを飼っている場合**
- ☐ 誰が代わりに面倒を見てくれますか？

- ☐ 不在期間中のエサやトイレの準備は済みましたか？

- ☐ その他

1-11 入院時に用意するもの

check

(必要なものをチェックして、準備しましょう)

証書、現金など

- [ ] 健康保険証
- [ ] 診察券
- [ ] 入院誓約書
- [ ] 印鑑
- [ ] 服用中の薬、薬のリスト、お薬手帳
- [ ] 限度額適用認定書証（70歳未満の人）
- [ ] 現金
- [ ] キャッシュカード
- [ ] クレジットカード

※ 売店での日用品の購入などで必要になります。
ATMがある病院もありますが、多少の現金は用意しましょう。

● あると便利！　　　- [ ] ファイル、クリアフォルダー

衣類

- [ ] 下着
- [ ] パジャマ
- [ ] 外出着1着と靴1足
- [ ] カーディガン

● あると便利！　　　- [ ] ストール
- [ ] 化粧品

日用品

- [ ] タオル
- [ ] ティッシュ
- [ ] スリッパ
- [ ] ビニール袋
- [ ] 時計
- [ ] 爪きり
- [ ] ストロー
- [ ] ティーバック
- [ ] 湯のみ
- [ ] スプーン
- [ ] フォーク
- [ ] ビニール袋
- [ ] はさみ
- [ ] はし
- [ ] フルーツナイフ

納得できる治療を受けるために

● あると便利！

- [ ] 保冷ポット
- [ ] 風呂敷
- [ ] 耳栓
- [ ] アイマスク
- [ ] ウエットティッシュ
- [ ] ハンガー・洗濯ばさみ
- [ ] 輪ゴム
- [ ] 花瓶
- [ ] 小さなバッグ・ポーチ
- [ ] 夏は扇子、冬は靴下

入浴用品・洗面具

- [ ] 石けん・シャンプー・リンス
- [ ] 歯磨きセット
- [ ] ヘアブラシ
- [ ] 髭剃り

筆記具

- [ ] 便せん、ハガキなど
- [ ] ノート
- [ ] ペン
- [ ] 連絡先一覧表

情報源

- [ ] ラジオ
- [ ] イヤホン
- [ ] テレビ
- [ ] ノートパソコン
- [ ] 携帯電話 ※ 使用してもよいか病院に確認しましょう

好きなもの・ふだん使っているもの

● あると便利！
- [ ] 写真
- [ ] 本など

その他

体験者からのアドバイス
● 病院内に設置されている銀行の口座を開いておくと、入院中、手数料がかからずにお金がおろせます。

(検査結果などの書類を挟んでおきましょう)

2章 入院時に注意したいこと

入院生活について

〈 手術前後の流れ 〉

　入院期間は、手術の内容や方法によって異なりますが、最近は全体的に短くなっています。手術の1、2日前に入院して、術後の経過が良好であれば、抜糸後数日で退院となります。例えば大腸がんの場合、病院によっては開腹手術で術後10日ほど、腹腔鏡手術だと術後7日ほどで退院できます。抜糸などは退院後に外来で行う場合もあるようです。

　手術の規模や所要時間は、どの部位のどのくらいの範囲を切り取るかによって変わってきます。実際に病巣を見てみないとわからないこともあるため、開腹してから予定の手術時間より長くかかる場合や、手術の内容が変更になることもあります。

　手術中は、家族に病院内で待機してもらいます。多くの病院では手術が終わった直後、家族におおまかな説明を行います。その後、集中治療室や回復室に戻り、状態が安定した頃に、再び詳しい説明が行われる場合が多いようです。

　術後は合併症（p78）を予防するために、うがい、痰の吐き出し、腹式呼吸、体位交換などを積極的に行い、できるだけ早く歩き始めることが重要です。しかし、回復過程は個々の患者さんで異なりますから、とくに術後すぐは、勝手に起き出したりしないで、医師や看護師の指示に必ず従いましょう。

入院期間の短縮は、自宅に早く帰って落ち着いた環境で療養できるというメリットがある一方、不安を感じる方もいるでしょう。経過が良好であればあるほど、退院まではあっという間です。自宅療養の見通しを立てる上でも、できれば入院前や入院中から、退院後の準備も少しずつ進めておいたほうが、後で慌てなくてすみます（p86、92、96）。入院中は主治医や看護師と毎日顔を合わせ、話がしやすい時期です。彼らが忙しそうでも、疑問は解決しておいたほうが退院後、困らなくてすみますので、日ごろから疑問点や感じたことをp59にメモしておきましょう。こうして準備しておけば、短い時間で必要なことが聞けます。

クリティカルパス（クリニカルパス）について

　入院から退院までの流れを示したスケジュール表を「クリティカルパス（クリニカルパス）」といいます。がん治療の現場では、患者さんと家族、病院スタッフが共通の認識をもって治療を進められるように、クリティカルパスの導入が、徐々に進んでいます。患者さんにも手渡されますが、そこに示されたスケジュールはあくまでも目安で、その通りに進まないこともあります。

check 入院から退院までの基本的な流れ

※ 各病院や、がんの種類、病状によって、少し異なります。

■ 入院中（手術の1～2日前）

☐ 看護師からの説明の例

- 面会時間や消灯時間、設備の利用のしかたなどについて（入院時オリエンテーション）
- 手術前日、当日、術後から退院までの流れについて
- 術後の回復に必要な、痰の出し方や腹式呼吸、ベッド上での排泄などについて

☐ 主治医からの説明の例

- 手術の内容や、予定時間などについて（再確認）
- 麻酔医からの説明　● 看護師からの説明、など

■ 手術前日

☐ 手術前日に行うことの例

- 入浴やシャワーで体を清潔にする
- 剃毛または除毛を行う（行わない場合もあります）
- 下剤を飲んで翌朝の排便を促す（腸の手術の場合は腸内をきれいにするための下剤を飲む）
- 術後の着替えや必要な物品の確認、など

■ 手術当日

☐ 病室で行うことの例

- 食事や飲水できない場合はうがいなど

- 排尿、排便（消化器系の手術の場合は浣腸を行うことも）
- 着替え（メガネ、コンタクトレンズ、入れ歯、装飾品などはすべてはずします）
- 点滴　● 麻酔の導入を助ける鎮静剤の注射、など

☐ **手術室で行うことの例**

- 氏名の確認　● 血液型の確認
- 血圧計や心電図をチェックするモニターの装着、など

■ **手術後当日**

- 集中治療室や回復室で安静
- 痛みなどがあれば看護師に伝える、など

■ **術後1日目以降**

- 腹式呼吸、痰の吐き出し、体位交換など
- トイレ歩行　● 食事開始　● リハビリテーション、など

■ **術後1週間程度**

- 抜糸／抜鉤（ばっこう）
- 退院に向けての説明、外来日の確認、など

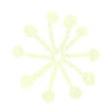

■ **退 院**

主治医、看護師に聞きたいこと

_____

_____

手術前後、どうなるの？ Q&A

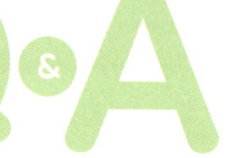

Q1 入浴などはできますか？

A. シャワーを浴びられるようになるまでは、蒸しタオルで体を拭く清拭(せいしき)や、足だけを洗う足浴(そくよく)などを行います。基本的には看護師が行ってくれますが、家族も一緒に行うと患者さんはいっそうリラックスできるでしょう。

Q2 排泄はトイレでできますか？

A. 全身麻酔の場合は、尿道から膀胱に管を入れています。管を抜いた後は、ベッドの上での排泄からはじめ、徐々にトイレ歩行の練習をします。早い場合は翌日からトイレで排泄できます。ベッド上で排泄するときや、トイレ歩行を手伝ってもらうときは、少し余裕を持って看護師を呼びましょう。

Q3 睡れないのですが、どうしたらよいでしょうか？

A. どうしても眠れないときは、主治医や看護師に相談しましょう。心身の回復のためにもよく眠ることは必要なので、無理をしないことが大切です。ある程度回復してきたら、昼夜逆転しないように昼間の睡眠はほどほどにしましょう。

入院時に注意したいこと

Q4 手術後はどんな食事がでますか？

A. 点滴から徐々に、水分、流動食、おかゆ、普通食へと進んでいきます。消化器の手術などで、食事を十分とれるようになるまで時間がかかる場合は、中心静脈栄養という高カロリーの点滴を行います。

Q5 痛みがおさまらないときは？

A. 痛みをがまんしていると、ストレス物質が増えて、心身を消耗させるため、回復の妨げとなります。痛いと感じたときは、遠慮しないで医師や看護師にどのように、どのくらい痛むか(p125)を伝えましょう。

Q6 手術後に起こりやすい合併症は？

A. 以下の可能性があります。

感染	創部（キズ）や縫合部（つなぎ合わせた部分）に細菌が感染する。
出血	創部や縫合部から出血する。
無気肺	気管や気管支に痰などがつまり、肺が十分に膨らまなくなる。
肺炎	痰が出せずに肺にたまって肺炎になる。 ※ 無気肺や肺炎は、高齢者や呼吸器に持病のある人、喫煙者はとくに注意が必要です。

化学(薬物)療法について

(治療の基本的な知識と流れ)

　化学(薬物)療法は、主に、抗がん剤を内服、注射、点滴などでがん細胞を攻撃して消滅させる全身療法です。

　抗がん剤は、手術(p16)や放射線療法(p18、p72)が効かないがん治療に使うと思っている方もいるかもしれませんが、それは過去のことで、現在では、薬剤や治療方法などの進歩もあり、使用の目的が広がっています。その目的は、がんの種類や進行度によって異なりますが、**❶がんの治癒や縮小、❷がんの進行スピードの抑制、❸がんの再発や転移の予防、❹痛みや苦痛の緩和**などです。

　かつては、入院して治療を受けるのが一般的でしたが、現在では、通院で治療を受ける外来化学療法(p116)が増えています。治療の進め方は、一定期間治療を受けたらしばらく休む(休薬)ところまでを「1クール」「1コース」と呼び、1クールを繰り返すことがあります。休薬する狙いは、副作用を極力抑えつつ、薬の効果を引き出すことなどです。個々の病状や体力、薬の種類などによって、治療方針、スケジュール、クール数を決めていきます。

　最近の化学療法では、複数の抗がん剤を組み合わせる多剤併用療法も一般的です。がん細胞は、増殖する過程で少しずつ性質が変わり、薬に対して耐性を持ちやすいという特徴

があります。そのため、作用の異なる数種類の薬を使ってそれぞれの細胞に作用させて、がん細胞が薬に慣れてしまわないようにするのです。つまり、薬の種類が多いからといって、必ずしも症状の重さを示すものではありません。

　手術や放射線療法と組み合わせて、抗がん剤を使うこともあります。他の臓器に侵食していて取りきれないがんを抗がん剤で治療したり、再発・転移を防ぐ狙いで、手術では取りきれない小さながんを消滅させるためなどに使用します。

　ただし、多くの方が心配されているように、抗がん剤には普通の薬よりも副作用 (p69) があります。そのため、治療前に医師から受ける説明で、いつごろからどのような症状が起こる可能性があるのか、予測される副作用などについて予備知識を持っていると、副作用が生じたとき、体に感じる変化への不安が少し軽減されると思います。

　また、副作用の症状をやわらげたり、抑えたりする薬も増えていますので、苦痛を感じたときは医師や看護師に症状を伝えて対処してもらってください。

抗がん剤の種類

細胞障害性抗がん剤

ターゲットを特定せず、がん細胞が増殖（細胞分裂）する過程を妨げて、がんを縮小させたり死滅させる薬です。がん細胞を殺す力は高いのですが、同時に正常細胞もダメージを受けやすいのが欠点です。この抗がん剤には、いくつかの種類があり作用するポイントなどがそれぞれ異なります。

❶ 代謝拮抗剤（きっこうざい）	がん細胞の増殖を抑えることで、細胞にダメージを与える。
❷ アルキル化剤	がん細胞のDNAがコピーする働きを妨害して、細胞を殺す。
❸ 抗がん性抗生物質	細菌を殺すのと同じように、がん細胞を死滅させる効果を持った抗生物質。
❹ 微小管作用剤	細胞の分裂に欠かせない「微小管（管状のたんぱく質）」の働きを妨げ、がん細胞を死滅させる。
❺ その他	がん細胞のDNAに結合して作用する白金製剤や、DNAの合成を妨害するトポイソメラーゼ阻害薬などもある。

分子標的治療薬

がん細胞が持つ特定の物質（分子）だけを狙って、効果を発揮する新しいタイプの抗がん剤です。たとえば、一部の乳がんのがん細胞では、あるたんぱく質が過剰に増えますが、トラスツズマブという薬は、そのたんぱく質を目印に作用します。このように、がん細胞の種類に応じて、作用する薬を選択します。

その他の薬

ホルモン剤

乳がんや子宮体がん、前立腺がんなどの一部では、性ホルモンががんの発育を助けることもあります。こうしたタイプのがんには、進行や再発などの防止の目的で、そのホルモンを抑える作用を持つホルモン剤を使用します（ホルモン療法／内分泌療法）。

入院時に注意したいこと

抗がん剤治療の流れ check

■ **抗がん剤治療医の診察を受け、治療方針の検討をする**

● **当日の治療の流れの例**

■ **検査**

- [ ] 血圧
- [ ] 体重
- [ ] 体温の測定
- [ ] レントゲンなど
- [ ] 採血（検査結果が出るまで、30分～1時間ほどかかります）

■ **治療医の診察**

- [ ] 化学療法を行うか、決定。

■ **抗がん剤などの点滴投与、内服**

- [ ] 1クール行って、様子をみながら、次の治療方針を検討する

> **POINT**
> 点滴中に針が入っている（いた）場所が赤くなる、腫れる、痛むときは、血管外に薬液がもれた可能性があります。皮膚に大きなダメージを与える危険性もあるため、点滴中やその2、3日後までにこうした症状があらわれた場合、看護師などにすぐに知らせましょう。

> 点滴中に、発疹やかゆみが出る、息苦しいときは、抗がん剤によるアレルギー症状の恐れがあります。看護師などにすぐに伝えてください。

check 1　化学（薬物）療法を受ける前に医師に伝えるべきこと

☐ **現在使用している薬、サプリメント、健康食品は？**

※ 医療機関で処方された薬、薬局で買った市販薬などをすべて伝えましょう。薬の名前がわからないときは使用した際の病名や症状を書いておきましょう。

_____

_____

☐ **これまでに経験した薬の副作用やアレルギー**

薬の名前

副作用・アレルギーの症状

経験した時期

☐ **食べ物などのアレルギー**

食べ物の名前、症状

☐ **現在、妊娠（含む可能性）、または授乳中かどうか**

はい　・　いいえ

☐ **この先、子どもを欲しいと考えているかどうか**

はい　・　いいえ

※ 抗がん剤治療では、男女ともに生殖機能に影響が出る可能性もあります。治療前に、今後子どもがほしいかどうかについて、パートナーや医療スタッフと話し合いが必要になる場合もあります。

入院時に注意したいこと

check 2 化学（薬物）療法を受ける前に医師に聞きたいこと

☐ **この抗がん剤を使用する目的は何ですか？**
（がんの縮小、再発の予防など）

☐ **私の症状に使用する薬の名前、剤形を教えてください。**

注射剤（点滴） ・ 飲み薬（経口剤）

☐ **他に薬の選択枠はありますか？**

☐ **治療期間（スケジュール）を教えてください。**

クール　　年　　月　　日（　　）頃 〜

☐ **どのような効果が、いつ頃からあらわれますか？**

☐ **どのような副作用が予測されますか？**

吐き気・下痢・口内炎・便秘・発疹・脱毛・

しびれ（手先、足先）・倦怠感・骨髄抑制（白血球減少）・

骨髄抑制（ヘモグロビン減少）・骨髄抑制（血小板減少）・

間質性肺炎・腎障害・神経障害

---

check

- [ ] **副作用はいつ頃から始まり、いつ頃まで続きそうですか？**
　　　　　月　　日（　　）〜　　　月　　日（　　）

- [ ] **治療には入院が必要ですか？　通院治療は可能ですか？**
　入院　・　通院

- [ ] **治療期間中に仕事を休む必要はありますか？**
　無・有　　年　　月　　日（　　）頃〜

- [ ] **治療費用の目安を教えてください。**

- [ ] **治療中に注意することを教えてください。**

抗がん剤の副作用と症状

　抗がん剤には、さまざまな副作用があります。薬の種類や使用期間、個人の体質などによって、あらわれる副作用やその程度に違いはありますが、長く続いたり、症状がひどい場合などは、医師などにすぐに伝えることが大切です。それによって、症状を緩和したり取り除いたりする支持療法を取り入れて、対応することもできます。

　副作用には、吐き気、脱毛といった自分で感じられるものと、白血球の減少や肝障害など、検査数値からでないとわかりにくいものがあります。体調のサインとして、検査数値の変化にも注意しましょう。

　一般的な抗がん剤（細胞障害性）は、活発に細胞分裂をする細胞に作用するため、増殖力旺盛ながん細胞への効果を発揮します。しかしその半面、正常細胞のうち、血液成分のもとになる骨髄細胞、毛髪をつくる毛根細胞、消化管の粘膜細胞、生殖細胞など、代謝が活発な細胞にも影響を与えます。白血球、血小板などの減少や、抜け毛、下痢、生殖機能低下といった副作用が出ることがあるのは、このためです。

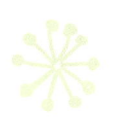

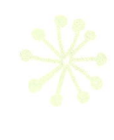

抗がん剤の副作用とあらわれる時期

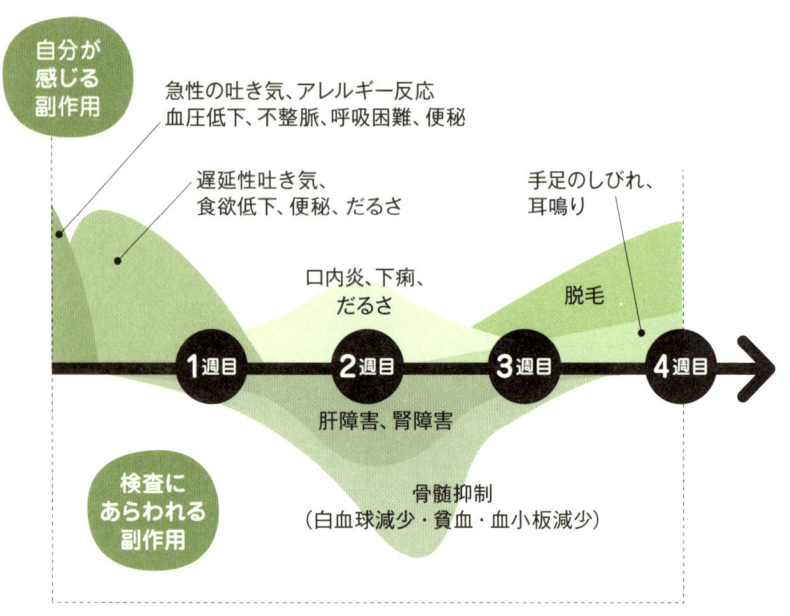

自分が感じる副作用

- 急性の吐き気、アレルギー反応
  血圧低下、不整脈、呼吸困難、便秘
- 遅延性吐き気、食欲低下、便秘、だるさ
- 口内炎、下痢、だるさ
- 脱毛
- 手足のしびれ、耳鳴り

1週目 → 2週目 → 3週目 → 4週目

検査にあらわれる副作用

- 肝障害、腎障害
- 骨髄抑制（白血球減少・貧血・血小板減少）

参考：がん研究振興財団「抗がん剤治療を安心して受けるために」

抗がん剤の副作用が起こるメカニズム

吐き気	脳の嘔吐中枢が刺激されることで起こるが、吐き気止めなどで、症状はかなり抑えられる。
下痢	腸管の粘膜が障害されることで、下痢症状が出る場合がある。
口内炎	粘膜が傷つけられることによって起こる。回復するまでに、時間がかかることもある。

便秘	主に、腸の働きを調節する自律神経に、薬が影響を与えることで、便秘が起こる。下剤の使用などで対処する。
脱毛	毛髪をつくる細胞がダメージを受けるため、頭髪や眉毛の脱毛が生じる。脱毛は治療開始2〜3週後に出やすく、最終治療後3〜6カ月で回復し始める。
しびれ (手先、足先)	末梢神経の障害によるもので、ピリピリした感じがしたり感覚が鈍くなる。
倦怠感	貧血や代謝異常などが原因となることもあるが、倦怠感が起こるメカニズムはよくわかっていない。治療の回数を重ねるほど、倦怠感は蓄積される傾向がある。
骨髄抑制 (白血球減少)	白血球が減少すると、身体の抵抗力が弱くなるためにかかりやすくなる。 **症状**／発熱や咳、寒気など風邪のような症状。下痢、腹痛。排尿時の痛み、残尿感など。
骨髄抑制 (ヘモグロビン減少)	酸素を身体中に運ぶヘモグロビン (赤血球) が減少すると、貧血の症状が起こることがある。 **症状**／息切れ、倦怠感 (だるさ)、動悸、めまい、爪や目の下 (結膜) が白い、手足が冷たいなど。
骨髄抑制 (血小板減少)	出血を抑える働きをしている血小板が減ると、出血しやすくなったり、血が止まりにくくなる。
間質性肺炎	肺の間質 (肺胞の壁) を中心に炎症が起き、肺の機能が低下する。 **症状**／痰が出ない咳、息苦しさ、息切れ、発熱など。

参考：がん研究振興財団「抗がん剤治療を安心して受けるために」

放射線療法について

(治療の基本的な知識と流れ)

　放射線療法は、がんの病巣部に放射線（X線など）を照射して、細胞分裂を繰り返して増殖するがん細胞のかたまりを小さくしながらがん細胞を死滅させます。局所療法で、体を切らずに臓器の形や機能を温存させることができ、通院でも治療が受けられます。また、根治的治療と緩和的治療の二つの役割があるのが特徴です。

　がん細胞と正常な細胞とでは、放射線に対する反応が違います。正常な細胞は、1回の照射量が少なく、照射時間が短ければ放射線のダメージから比較的早く回復します。しかし、がん細胞は、一度ダメージを受けるとほとんど回復しません。

　つまり、正常な細胞が回復する時間を与えながら、毎日少しずつがん細胞をこわすことで、放射線の効果が上がるのです。このため、放射線療法を受ける前には、放射線を照射する位置や形、大きさを定めたり、放射線の量や回数を計算するなど綿密な治療計画が放射線治療医師によって練られます。

　実際に治療が始まったら、治療計画に基づいて照射することが重要です。副作用が強い場合は治療を休むこともありますし、その他の理由でも、やむを得ない場合は治療を休めま

すが、できるだけ計画通りに治療を受けるようにしましょう。

　放射線は、細胞分裂のさかんな細胞に対してより強く作用するという特徴があるので、細胞分裂が盛んな正常細胞、例えば、血液を作る造血管細胞などにも悪影響を及ぼします。全身のダルさや疲れやすさ、皮膚や粘膜の炎症症状などがあらわれることもあります。照射部位によってあらわれる症状も異なります。

　放射線療法の副作用があらわれる時期は、治療中や治療直後（急性期の副作用）だけでなく、半年〜数年後（晩期の副作用）の場合もあります。治療が始まる前に、どのような副作用がいつ頃あらわれるか、そのときどう対処したらよいかなどを主治医や看護師に聞いておきましょう。放射線の副作用は、治療が終われば回復します。どのくらいで回復するかを聞いておくと、安心できるでしょう。

放射線療法の種類

● 外部照射：体の外側から放射線を照射する方法

定位放射線治療	がんのかたまり（腫瘍）の形に合わせて、放射線を多方向から照射する方法。誤差を最小限に抑えられるため、正常細胞への影響が少なく治療効果が高い。照射回数は3～5回。脳腫瘍、咽頭がん、肺がんなどの治療に用いられる治療装置「ガンマナイフ」、頭頸部のがんの治療に用いられる治療装置「サイバーナイフ」も、定位放射線治療に含まれる。
強度変調放射線治療（IMRT）	多方向から、放射線の形や強度を変えて照射する方法。放射線ビーム1本1本の強度を変えることができるため、より正確に腫瘍だけをピンポイントに攻撃できる。
粒子線治療 陽子線治療／重粒子線（炭素イオン線治療）	粒子線は、体の表面ではあまり放射線を出さず、体の中に入るとある一定の深さで止まり、そこで大きなエネルギーを出すという性質があるため、狙った部分に集中的に照射できる方法。X線では、治療がむずかしいがんにも効果がある。 陽子線治療は先進医療、重粒子線治療は研究段階。

● 小線源治療：放射線を密封した物質を体の組織に埋め込んだり、体腔に挿入、または薬として内服・注射する方法

密封小線源治療	**組織内照射**／アイソトープ（放射線を発する物質）を密封したカプセルや針を、がんの病巣に挿入する方法。主に前立腺がんや舌がんに対して行われる。
	腔内照射／子宮頸部、食道、胆管など、空洞になっている臓器に、カテーテルを挿入して、アイソトープを挿入する方法。子宮がんなどの治療に使われる。
非密封小線源治療	**放射性同位元素内用療法**／アイソトープ（放射線を発する物質）を薬として内服、または注射する方法。がん細胞に集まる性質のある薬剤を利用し、主に甲状腺がんに対して行われる。

その他／手術中、体を開いているときに直接病巣部に放射線を照射する「術中照射」という方法もある。放射線量を多く照射できるので、効果が高いのがメリット。

入院時に注意したいこと

放射線治療の流れ check

■ **放射線治療医が治療計画を立てる**

☐ CT検査などで、がんの形や大きさ、位置、周辺の正常組織の位置などを正確に把握

☐ さまざまな情報をもとにコンピューターで、放射線を当てる部分、当てる方向、放射線の量と照射回数などを決める

☐ 場合によっては、正確に放射線を照射する際、体が動かないように体を固定するシェル(固定具)を作る

☐ 放射線を照射する印(皮膚マーキング)をつけることもある

● **以下のことを確認しておきましょう。**

☐ **治療期間はいつ頃からいつ頃までですか?**

　　年　　月　　日(　　)〜　　年　　月　　日(　　)

☐ **治療に使われる放射線の種類は?**

　X線　・　γ(ガンマ)線　・　電子線　・　粒子線

☐ **この放射線を照射する目的は何ですか?**

☐ **放射線を当てる期間は?**　　　　Gy(グレイ)／(線量)×　　　回

☐ **どのような副作用が予想されますか?**

☐ **副作用はいつ頃から始まり、いつ頃終わりますか?**

☐ **副作用はいつ頃から回復し始めますか?**

治療開始

治療は、多くの場合、通院で行われ、週に5回（平日）、10〜35日間（2〜7週間）照射します。最初は位置確認などで15〜20分ほどかかりますが、2回目以降は1回の照射が5〜10分ほど。これは照射位置の確認を含めた時間で、実際に当てている時間は数分です。

放射線療法の記録

コース	日付	
記入例 1	4／10（木）	すぐ終わった
	／（ ）	
	／（ ）	
	／（ ）	
	／（ ）	
	／（ ）	
	／（ ）	
	／（ ）	
	／（ ）	
	／（ ）	
	／（ ）	
	／（ ）	
	／（ ）	
	／（ ）	
	／（ ）	
	／（ ）	
	／（ ）	

コース	日付	
	／（ ）	
	／（ ）	
	／（ ）	
	／（ ）	
	／（ ）	
	／（ ）	
	／（ ）	
	／（ ）	
	／（ ）	
	／（ ）	
	／（ ）	
	／（ ）	
	／（ ）	
	／（ ）	
	／（ ）	
	／（ ）	
	／（ ）	

放射線療法の副作用と対策

副作用	対策
だるさや疲れ、乗り物に酔ったような症状	無理な運動などは控え、休息をとる。
白血球の減少	人ごみを避ける。外出時はマスクを着用し、帰宅後はうがいと手洗いを行う。場合によっては白血球を増やす薬を使ったり、一時的に入院して治療を行うこともある。
皮膚のほてり、赤み、かゆみ	かいたりこすったりして、皮膚に刺激を与えない。直射日光を避ける。冷たいタオルなどでやさしく冷やし、冷やしすぎないようにする。炎症やかゆみを抑える軟膏を処方されることもある。市販薬を勝手に塗らないようにする。
脱毛	照射後に頭部を冷やす。洗髪はぬるま湯でやさしく行う。帽子、スカーフやバンダナ、医療用のかつら（ウィッグ）などを活用する。
口の乾き、口内炎	口の中を清潔にして、こまめにうがいをする。歯磨きは、固いブラシは避け、柔らかめのものでやさしく行う。口が渇いてものがうまく飲み込めないときは、医師に確認後、市販の代用唾液を使用するのもよい。口内炎ができたら医師や看護師に相談する。うがい薬や痛み止めなどを処方されることもある。
吐き気	無理せず食べられるものを少しずつ食べる。吐き気が強いときは医師に相談をする（吐き気止めが処方されることがある）。
下痢	水分を十分に摂取し、消化のよいものを食べる。下痢がひどいときは医師に相談をする。下痢止めや整腸剤を処方されることがある。

術後に感じる痛み

(痛みや合併症への対応)

術後の痛みやさまざまな不快感は、回復の過程である程度は避けられません。麻酔や手術そのものの影響によって、合併症が発症するリスクもあります。痛みや不快感の対処法、合併症を予防する方法などについては、術前に説明が行われますので、疑問に思ったことはよく確認しておきましょう。

痛みの対処法

痛みがあると体を動かすことに消極的になるだけでなく、痛みがストレスとなって回復に悪影響を与えます。また、痛みによってドパミンという脳内物質が減り、意欲が低下してしまうことが知られていますので、痛みは積極的に取り除くことをおすすめします。

最近は、背中に管を入れて麻酔薬を注入する「硬膜外麻酔」を術前に行い、術後も数日間持続的に少量ずつ麻酔薬を注入して痛みをやわらげたり、その管から痛み止めを投与する場合もあります。

鎮痛剤は、痛みがピークに達する前に使用したほうが少量で高い効果が得られます。ただし1日に使用できる量は決まっているので、どの程度の痛みを感じたら鎮痛剤が必要か、

主治医に目安を聞いておくのも一案です。

また、どこがどのように痛むのか、あなたが具体的に説明（**p81、125**）すれば、主治医もより適切に対応できます。

このほか、体勢を変えたり、呼吸法によって痛みを緩和できることもあります。術前にそれらの方法を指導されますので、できるだけ練習しておきましょう。

その他の不快感に対して

のどの違和感や痰、長時間横になっていることによる背中や腰の痛み、創部（キズ）の重苦しさなどは、時間がたつとともにやわらいでいきますが、あまりにもつらいときは看護師に相談しましょう。手術の内容によって、注意すべき症状は異なりますが、急な寒気、熱っぽさ、強いだるさ、胸の痛み、腹痛、おなかの張りなどがある場合は、合併症の症状のこともあるので、医師や看護師にすぐに伝えてください。

合併症の予防と対処法

　術後の代表的な合併症と、その予防法、対策は以下の通りです。これらは一般的なもので、手術の内容によって起こりやすい合併症は異なります。また、高齢者や栄養不足の人、肺や心臓に持病のある人、高血圧の人、糖尿病の人、喫煙者などは合併症のリスクが高くなるためとくに注意が必要です。

一般的な術後の合併症と予防法・対処法

術後の合併症	予防法	対処法
感染	術前の体調管理、術後に抗生物質を投与する。	安静、抗生物質の投与、必要に応じて血液検査、など。
出血	血液をサラサラにする薬（抗血液凝固剤）を飲んでいる人は手術の数日前から休薬する。	安静、止血剤の投与、場合によっては出血部位の再縫合、など。
無気肺 （肺の空気がなくなる状態）	術前の禁煙、術前から痰の出し方や呼吸法を練習して術後は積極的に実施する。	気管支をふさいでいる痰を吸引、体位の工夫、人工呼吸器による治療、など。
肺炎	術前から痰の出し方や呼吸法を練習して術後は積極的に実施、術後体を動かす許可が出たら積極的に起き上がる。	抗生物質の投与、痰の吐き出し・吸引、人工呼吸器による治療、など。

入院時に注意したいこと

自分の身体に起きていること check

痛みを感じたとき、どうしたらよいか

　痛みや不快感があるときに、誰にどう伝えたらその痛みをやわらげられるのかを術前に知っておくことで、実際に痛みにおそわれたときに、どうしたらよいかを迷わなくてすみます。術前に、医師や看護師から説明を受けると思いますので、そのことを書き留めておきましょう。

☐ **痛みを感じたときは、どうしたらよいですか？**
※ 連絡手段、伝え方、など。
　P125の痛みのスケールもご活用ください。

_____

_____

☐ **どのような痛みが起こるのでしょうか？**

_____

☐ **合併症にはどのようなものがありますか？**

_____

_____

☐ **合併症を発症した場合は、どのように対処するのですか？**

_____

_____

☐ **気をつけておいたほうがよい症状は？**

_____

***

緩和ケアの役割

(痛みやつらさをやわらげること)

　がん患者さんが感じている病気や治療に伴う痛みは、かつてはやむを得ないものと思われていました。しかし、1986年、WHO（世界保健機関）が「がん患者の痛みは治療できる症状であり、治療すべき症状である」と定義づけてから、痛みも治療によって取り除くべきだという考えが世界共通になりました。その後も、WHOは2002年に「緩和ケアとは、生命を脅かす疾患による問題に直面している患者とその家族に対して、疾患の早期より痛み、身体的問題、心理社会的問題、スピリチュアルな（霊的な・魂の）問題に関してきちんとした評価をおこない、それが障害とならないように予防したり対処したりすることで、QOL（生命の質、生活の質）を改善するためのアプローチである」と定義しています。

　現在の緩和ケア治療の目的は、がん患者さんが感じる病気からくる痛み、術後に感じるつらさや副作用など体に感じる痛みに加えて、治療中や退院後に感じる再発の不安感、さまざまな心の不安感などを取り除くことです。

　体に感じる痛みは、鎮痛剤（モルヒネを中心としたオピオイド、非オピオイド）などの使用が中心となります。鎮痛剤を使うと中毒になるのではないか、と不安を感じる方もいるかもしれませんが、痛みを止める目的で使うだけならば中毒性

や体を悪くすることはありません。このことは医師からも説明を受けることと思います。

注意したいのは、薬（鎮痛剤）の飲み方です。鎮痛効果が途切れないように、医師の指示通りに薬を飲むことが必要です。副作用を感じたり、効き目を実感できないからといって勝手に服用をやめたり、回数や量を守らなかったりすると効果がなくなってしまいます。飲み忘れのないように、薬を飲む日時をメモして、家族にも知っておいてもらいましょう。

精神面についても、緩和ケアの対象になります。患者さんはそれぞれ異なる年齢と立場であり、異なる背景の中で暮らしています。抱えている問題や心配事なども異なります。

不安感をつのらせて放っておくと、うつ状態になる場合もありますので、不安な状態が続いているときは主治医に相談してみてください。

● 緩和ケアの担当医に相談すること

- 体に痛みがある方はp81、125の様子を伝えましょう
- 相談したいこと、不安に感じていることは？

_____

_____

_____

_____

緩和ケアを受けられるところ

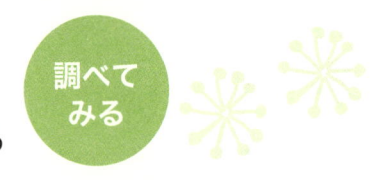

調べてみる

緩和ケアは、現在入院している病院に緩和ケア病棟や緩和ケアチームがあればそこで対応してもらえますが、ない場合は、主治医に紹介状を書いてもらって、入院、外来受診します。在宅でも、緩和ケアを受けることができるので、希望する方は、主治医や相談支援センター (p39) に聞いたり、インターネットなどで探してみましょう。

● 病院で受ける場合

「緩和ケア病棟のある病院」へ入院する

がんの進行に伴うつらい症状や精神的な苦痛があって、がんを治すことを目標にした治療（抗がん剤、ホルモン療法、放射線療法あるいは手術による治療）の適応がない、あるいはこれらのがん治療を希望しない方を、主な対象としている。

http://ganjoho.ncc.go.jp/pub/hosp_info/index_02.html

「緩和ケアチームのある病院」で治療を受ける

各専門分野の医師や看護師、医療関係者がチームを組んで、入院療養中に生じるさまざまながんの痛みや不安を解決する。患者さんの、がん療養中の体の症状や精神的な面まで、医学的治療の面、がん療養全般の問題について対応。緩和ケア受診の希望者は、主治医、看護師に伝えて「緩和ケアチーム依頼状」を書いてもらう。

外来で受診する

「緩和ケア外来」、また「痛み」を診療する「ペインクリニック」などで、痛みの緩和ケアが受けられる。

● 在宅で受ける場合

各地域の在宅緩和ケア支援センター

医師や看護師の緩和ケアを訪問診療の形式で受ける。介護施設などに入所している場合も、緩和ケアを受けることができる。近隣の在宅緩和ケアセンターに連絡して、申請方法の確認が必要。

● 情報を得る

特定非営利活動法人
日本ホスピス緩和ケア協会

ホスピス緩和ケアの質の向上と啓発、普及を目的として活動する団体。ホームページに、ホスピス緩和ケアが受けられる施設や病院などの情報が掲載されている。

日本ホスピス緩和ケア協会　事務局
〒259－0151　神奈川県足柄上郡中井町井ノ口1000－1　ピースハウス病院内

tel：0465-80-1381　Fax：0465-80-1382
http://www.hpcj.org

* * *

入院中に申請しておくとよい装具について

(手順と必要な書類)

　病気の種類や進行度によって異なりますが、がん治療の後に装具が必要となる場合があります。人工肛門などを造った方の場合は消化器ストーマ（人工肛門）、手術や喉頭部を摘出して声を失った方の場合は発生補助具など、骨や筋肉のがんの方の場合、義肢などを必要とする方もいます。これらの装具の申請は、退院後でも間に合いますが、入院中に手続きをしておくと、帰宅後、比較的待たずに使用できます。

　各種装具の申請方法は、おおむね同じですので、ストーマを例に紹介します。ストーマ装具は、直腸・肛門または膀胱・尿道の代わりとなるもの（畜便袋、畜尿袋）で、公的な支援制度があります。永久的なストーマを造設した場合は、p87の手続きをすると身体障害者手帳[※1]が交付され、ストーマ装具とストーマ用品、洗腸用具の給付を受けることができます。給付額には基準額[※2]があり、多くの市区町村では自己負担分を1割としています。

　装具の申請の際には、身体障害者手帳の交付ののち、各種の給付や必要な用具の支給・貸与が受けられます。いずれも申請の手順や窓口は市区町村の保健福祉課などです。

※1　主に4級と等級判定されますが、合併する障害などによって3、1級と認定されることもあります。
※2　蓄便袋 8,858円、蓄尿袋 11,639円と設定していることが多いようですが、市区町村によって異なります。

入院時に注意したいこと

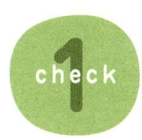

check 1　身体障害者手帳を交付してもらう

■ **市区町村の申請窓口（保健福祉課など）に行き、以下の書類を受け取る**

■ 連絡先

担当課

担当者　　　　　　　　　　　　tel

☐ 身体障害者手帳申請用紙

☐ 診断書用紙

■ **病院で、指定医の氏名を確認する**

■ **病院に行く**

☐ 指定医に、**申請窓口で入手した**診断書用紙に記入してもらう

■ **市区町村の申請窓口に行き、以下の書類を提出する**

☐ 必要事項を記入した身体障害者手帳申請用紙　　☐ 印鑑

☐ 顔写真（3cm×4cm）
（身体障害者手帳申請用紙に添付）

☐ 診断書用紙

■ **認定の交付を受ける**

☐ 認定された日付　　　　年　　　月　　　日（　　）

check 2 装具の申請・給付を受ける

装具の内容にかかわらず、申請方法はほぼ同じですので、以下を参考にしてください。ただし、市区町村によって、若干異なりますので、事前にご確認ください。

■ 市区町村の申請窓口（保健福祉課など）へ行って、以下の書類を手続きする

● **持参するもの**

- [ ] Check1 で発行された身体障害者手帳　　[ ] 印鑑
- [ ] その他（前年度の源泉徴収票、見積り書など）

● **窓口で記入するもの**

- [ ] 日常生活用具費支給申請書（記入、捺印）

■ 装具販売業者を決めて、電話などで装具を注文する

- [ ] 会社名　　　　　　　　担当者

  tel

- [ ] 商品を注文　　注文日　　年　　月　　日（　　）

■ 申請窓口から送られてきた以下の書類を装具販売業者に送付する

- [ ] 日常生活用具支給決定通知書
- [ ] 日常生活用具費支給券

■ 支給券を装具販売業者へ送付・持参し、ストーマ用具と引き換える

金額　　　　　　円・支払い日　　年　　月　　日（　　）

給付の対象になる装具の例

※ 地域によって、対象となる装具が若干異なります。

人工肛門、人工膀胱の場合

● ストーマ装具
蓄便袋または蓄尿袋（パウチ）

● ストーマ用品
※『ストーマ装具の装着時に、皮膚の保護・排泄物の漏れ防止・皮膚への装具密着などのために使用する各種用品』と定義されたもの

皮膚保護ペースト、皮膚保護パテ、皮膚保護パウダー、皮膚保護ウエハー、コンベックス・インサート、固定用ベルト、剥離剤（リムーバー）、皮膚被膜剤（スキンバリア）、レッグバッグ（下肢装着用蓄尿袋）、ナイト・ドレナージバッグ（夜間用蓄尿袋）、パウチカバー（パウチを覆う布製の袋）、サージカルテープ（判創育）、皮膚保護剤穴あけ専用はさみ、消臭剤など

● 洗腸用具
1～2日に1度、消化管ストーマから微温湯を注入して腸を洗う「洗腸排便法（灌注排便法）」のための用具

リンパ浮腫の場合

弾性ストッキング／スリーブなど

リンパ浮腫の治療で、圧迫療法が必要な場合は、弾性ストッキング（脚用）や弾性スリーブ（腕用）を使用することになります。
2008年からリンパ浮腫の治療に健康保険が適用されるようになりました。医師の診断で圧迫療法が必要と判断された場合は、弾性ストッキング、弾性スリーブ、弾性グローブ（手袋）の購入に対して費用が支

給されます。購入後に、主治医の「装着指示書」と「領収書」を添付して申請すると、その金額の自己負担分を除いた額が戻ってきます。自己負担の割合が3割であれば7割が戻ります。ただし支給額には上限があります。

● **支給額の上限**
- 弾性ストッキング1着あたり・・・・・28,000円
- 弾性スリーブ1着あたり・・・・・・・16,000円
  （片脚用の場合は・・・・・・・・・・25,000円）
- 弾性グローブ1着あたり・・・・・・・15,000円

※ このほか、医師の判断により弾性包帯による圧迫療法が必要とされた場合は、弾性包帯の購入費用も同じく支給されます（支給額の上限は、弾性包帯1組あたり7,000円）。
※ 詳しいことは、相談支援センター(p39)や、リンパ浮腫の治療を行っている医療機関のスタッフに聞いてみましょう。

POINT

ストーマ装具や弾性ストッキングなどは、必要不可欠の日常生活用具です。退院後、生活のサイクルが落ち着いたら、必要な数を確認しておきましょう。

入院時に注意したいこと

オストメイトに必要な情報を紹介

調べてみる

利用できる制度、ストーマに関する知識、
専門外来や、オストメイトの交流サイトを紹介します

社団法人日本オストミー協会

当協会は、オストメイト（人工肛門・人工膀胱保有者）に対して、精神的なサポート（当事者相談）および生活の質的向上を図ることにより社会復帰を促進し、オストメイトが社会の理解を得て安心して暮らせる社会を目指して活動しています。

〒124-0023
東京都葛飾区東新小岩1-1-1　トラスト新小岩901号
tel：03-5670-7681　／　fax：03-5670-7682
http://www.joa-net.org

2-7
＊＊＊
治療後に別の医療機関を紹介された場合

(地域連携医療システム、2人主治医制)

　退院後は、基本的には治療を受けた病院で定期検診を受けますが、大きな病院が近くにない地域の方などの場合、手術を受けた病院を退院後、自宅付近の医療機関を紹介されることがあります。

　ようやくなじんだ病院から別な病院に移るのは、誰でも不安を感じるものです。病院や主治医から見離されたように感じたり、不安に感じたりするかもしれませんが、そんなことはありません。

　現代は、ひとつの医療機関で全ての機能を備えることは難しくなっています。そこで各医療機関は専門領域を絞り、治療の始まりから完了までを、ひとつの医療機関で診るのではなく、地域の複数の医療機関が得意分野を生かして役割分担する地域連携医療システムが進みつつあります。

　例えば、がん拠点病院（p22）では、手術などの専門的な治療を主に担当します。限られた医療スタッフ、設備のなかで、できるだけ多くの方を診るためには、病院は専門治療に特化し、代わりに病状が安定した患者さんの経過観察などは、他の医療機関に引き継ぐことが必要になるのです。

　紹介されることには、メリットもあります。自宅に近い医療

機関を紹介される場合が多いので、それまでに比べると通院や診察の待ち時間が短くなり、体の負担も減ります。大きな病院に比べて、医師と話がゆっくりできることもあるでしょう。

　ただ、容態が悪化したときなどに、以前と同じようなレベルの治療が受けられるのだろうか、再発や転移を早期発見できるのだろうか、といった不安もあることと思います。

　このような患者さんの不安を減らすために、現在、医療機関同士の連携が重視されています。紹介元と紹介先の2つの医療機関が、検査の頻度・内容や薬の内容など治療方針まで綿密に共有したり、「2人主治医制」を取り入れる取り組みも出てきています。2人主治医制とは、普段は紹介先の医療機関で診察を受けながら、紹介元の病院にも、専門的な検査などのために年に1、2回程度受診する、つまり2つの医療機関に主治医を持つシステムのことです。

　なお、紹介の体制は、病院によって異なるので、紹介の話をされたら、次頁の内容を確認しておくようにしましょう。

患者と拠点病院、かかりつけ医のつながり

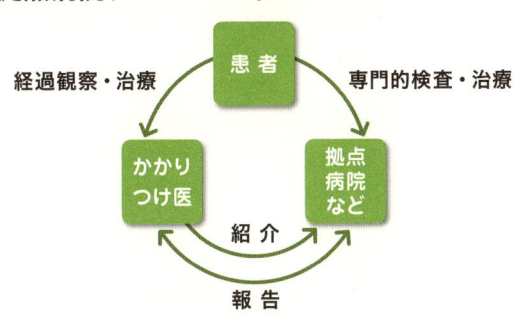

check 1 退院後に定期検査を受けるよう紹介された病院について確認しておくこと

☐ **紹介後は、こちらの病院で（手術を受けた）定期的な診察はありますか？**

☐ **紹介後も、治療方針は変わりませんか？**

変わらない ・ 変わる

☐ **再発・転移をチェックする検査などは、どこで、どれくらいの頻度で受ければよいですか？**

　　　　　　病院　　　　　　科

tel.

　　　　　カ月に一度

☐ **容態が悪化したら、誰に伝えたらよいですか？**

☐ **紹介先の医療機関を変更したいときは、どこに相談すればいいですか？**

入院時に注意したいこと

check 2 紹介先の医療機関の場所など

■ **医療機関名**

医師名　　　　　　医師の専門分野

tel.

住所

通院しやすいところですか？　　　　　はい　　いいえ

がんの診療実績
※ 他にも、この病院から紹介された患者がいるか、など。

その他、気になる点

■ **医療機関名**

医師名　　　　　　医師の専門分野

tel.

住所

通院しやすいところですか？　　　　　はい　　いいえ

がんの診療実績
※ 他にも、この病院から紹介された患者がいるか、など。

その他、気になる点

退院後の生活の心得

主治医に確認しておきたいこと

　退院が決まると、ホッとすると同時に、自宅での今後の療養生活に不安を感じることもあるかもしれません。入院中は主治医や看護師の指示がありましたが、これからは自分で健康を保っていこうという気持ちが大切になります。

　最近は入院期間が短くなっていることもあり、本人はまだ入院していたいと感じても、病院から退院を促されて大きな不安を抱く方や家族もいるでしょう。しかし、退院を許可されたということは、あなたが自宅療養で十分に対応できる状態になったということです。自信を持ちましょう。

　退院後の暮らしで大切なことは、主に次の3つです。

❶ 定期検診を受け、回復の状況を確認しながら転移や再発の徴候がないかチェックする

❷ 放射線療法や化学療法を外来通院で行う場合は、体調管理をきちんと行う

❸ 社会生活への復帰に向け、体調を整えながら体力をつける

　このほか、手術によって体の機能の一部が失われた場合は、その状況に合わせた食事や日常生活に慣れていくことも必要です。退院前に説明があるので、書きとめておき、自宅で実践できるようにしましょう。

入院時に注意したいこと

check 退院後の経過について主治医に確認すること

● **定期検診のみを受ける方は**

☐ **1回目の定期検診はいつですか？**

　　　　　　年　　　月　　　日（　　）

☐ **今後の定期検診の日程は？**

（　　）カ月に1度

※ 退院後の定期検診の時期や頻度は、治療内容や経過によって異なります。

● **放射線療法や化学療法を外来通院で行う方は**

☐ **治療の日程は？**

　　　　　月　　　日（　　）　〜　　　月　　　日（　　）

☐ **在宅時に注意することは？**

―――――――――――――――――――――――

※ ❶ 化学療法の副作用については、p70、116 をご覧ください。
※ ❷ 化学療法の記録は、p120 に記入ください。
※ ❸ 放射線の副作用については、p77 をご覧ください。
※ ❹ 放射線治療の記録は、p76 に記入ください。

● 処方薬について聞いておくこと

☐ 処方された薬名は？
※ 本書とお薬手帳を一緒に保管しておきましょう

☐ 注意する点（副作用、飲み方）は？

● 日常生活における注意事項について

☐ 食事で気をつけることはありますか？
（食べてはいけないものなど）

☐ おすすめの食材、調理法はありますか？

☐ 運動はどのくらいの量、どんな内容にしたらよいですか？

☐ 注意したい症状と対策は？

☐ 病院の連絡先

入院時に注意したいこと

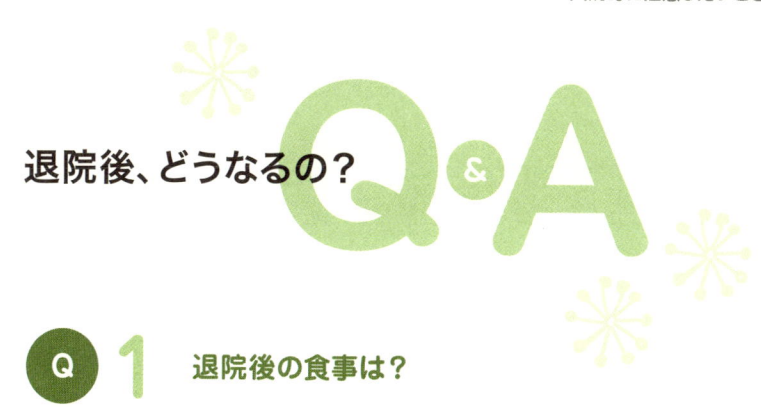

退院後、どうなるの？ Q&A

Q1 退院後の食事は？

A. 栄養バランスのよい食事を規則正しくとることが大切です。治療の影響で食欲がない場合は無理をせず、食べたいもので消化のよいものを少しずつ食べましょう**(p136)**。

　消化器がんの術後などで、特別な食事の注意が必要な場合は、看護師や栄養士から栄養指導があります。

Q2 排泄で注意することは？

A. 便秘や下痢に注意しましょう。便秘の場合は、水分を多めにとる、乳製品を摂る、規則正しく食べる、便意がなくても朝はトイレに行く習慣をつける、おなかを「の」の字にマッサージするなどが有効です。下痢の場合は体を休め、水分を補給しながら食物繊維の少ない消化のよいものを中心に食べるなどしましょう。とくに、消化器の術後は排泄のトラブルが起こりやすいので、便秘や下痢、腹痛、おなかの張り、吐き気などが続くときは病院に相談しましょう。

Q3 入浴はどうすればよい?

A. はじめはシャワーにとどめ、湯船につかるのは医師の許可を得てからにしましょう。熱いお風呂や長風呂は避けた方がよいですが、体力がある程度回復して医師の了解があれば、温泉に入ることも可能です。

Q4 運動はいつ頃から?

A. とくに安静の指示がなければ、自宅の階段の上り下りや簡単な家事などで徐々に体を慣らしていきましょう。朝起きたときや夜眠る前に深呼吸をするのも体力の回復に効果的です。ウォーキングやストレッチなどは、医師に確認してからはじめるようにします。

Q5 よく眠れないときは?

A. 規則正しく十分な睡眠をとることは、体力の回復に不可欠です。日中は、無理のない範囲でできるだけ活動するようにしましょう。短時間の昼寝は疲労回復に効果がありますが、その時間が長すぎると夜の睡眠の質が低下してしまいます。

どうしても眠れない、不安が強くて眠れないという場合は医師に相談を。一時的に薬の力を借りることも、回復のために必要な場合があります。

3章 退院後の過ごし方

3-1 ✳︎✳︎✳︎
自宅での過ごし方

《 体を徐々に慣らしていきましょう 》

　自宅に戻ってみると、今までできていた家事や仕事が思うようにできないと感じることもあるかもしれません。医師から「普通の生活に戻っていいですよ」と言われたとしても、体力がなかなかついていかない場合もあります。一度にもとの生活に戻そうとすると体に負担がかかるので、生活のリズムを整えながら、体を徐々に慣らしていきましょう。

　職業の種類、子育てや介護の状況によっては規則正しい生活を維持したり、自分の時間を持つのは難しいかもしれませんが、周囲に協力してもらったり、工夫をしながら生活を整えていきましょう。仕事や家事がうまく進められずに困ったときは、医師や看護師、相談支援センター (p39) のスタッフに相談したり、患者会など、同じ経験をした方々 (p150) の話を聞いてみると、よいヒントが得られるかもしれません。

　治療後の時間は、これまでの生活や生き方を見直す機会でもあります。改めて、大切なことに気づくこともあると思います。心身の状態が落ち着いた頃から、やってみたかったことに取り組んだり、行きたかったところに足を運んでみたりして、新しいことにチャレンジしたという体験者の方がたくさんいます。

規則正しい睡眠と食事をとる

適度な運動をする

リラックスの時間を持つ

体調を保つ三原則

● **疲れを溜め込まないための「リセットタイム」**

心身の緊張を解きほぐすリセットタイムを作ってみましょう。例えば…

- 短時間でもいいので、好きなことに打ち込む時間を持つ
- 運動を兼ねた散歩を日課にする
- 夜眠る前に好きな音楽を聴く
- 体調が悪いと感じたら、思いきって1日休む
- 見たかった映画を見たり、本を読む、など

● **チャレンジしてみましょう**

これからやってみたいこと、趣味、リラックス法は何ですか？

―――――――――――――――――――――――――

―――――――――――――――――――――――――

● **相談しましょう**

困っていること、不安に感じていることは何ですか？

―――――――――――――――――――――――――

―――――――――――――――――――――――――

// ご家族の方へ

家族にしかできないことがあります

　大切な人ががんの告知を受けたとき、ご家族の方も大きな不安と悲しみを感じたことでしょう。その後も、患者さんのつらい気持ちを想い、心を痛めたことと思います。

　療養生活を精一杯支えてあげなければならないという強い思いは、ときとして大きなストレスとなり、それがお互いに気を使い過ぎることに繋がって、疲れたり無気力に陥らせることになりかねません。

　家族にできること。言い換えれば、家族にしかできないこと。それは、退院後のあなたのご家族と、日々の楽しいことやつらいことを共に分かち合いながら生きていくことです。

　治療後のご家族のサポートも重要な役割です。でも何よりも大切なのは、ご家族の不安やつらい気持ち、言葉に耳を傾けることです。もしも自分が患者さんだったらどのような気持ちになるか想像してみましょう。

　ただし、よく知っている家族のことだからわかっていると、思い込みで判断せずに、ときどきさりげなく表情を見たりして確認してください。想像は一人よがりになってしまいがちです。して欲しいこと、して欲しくないことなどが、患者さんはがん治療という大きな体験によって、変化している場合もあります。

退院後の過ごし方

暮らしの中でできること   check

- [ ] 投薬や、医師から注意されていること、体調管理の要点を理解して、患者さんを支えましょう。
- [ ] 患者さんが疲れているように感じたら、かつて好きだったことを一緒にするなど、気分転換をしてみましょう。
- [ ] 栄養面を考慮して、医師や栄養士の説明を元に、あたたかな雰囲気の中で美味しい食事をしましょう。
- [ ] 通院や診療に同行しましょう。
- [ ] 患者さんが話しやすいように相槌を打ちながら、思いを十分に話してもらいましょう。
- [ ] 患者さんが沈黙したら、話し始めるまでじっと待ちましょう。
- [ ] 患者さんが不安やつらい気持ちを吐露したら、否定せず、患者の言葉を受けとめて、気持ちに寄り添いましょう。
- [ ] 患者さんの話をはじめから否定したり、一方的な言い方は控えましょう。

● その他、家族ができること

_____

できないこと _____

&

その対応策 _____

一緒に暮らし、見守りながら、患者さんのつらい気持ちや症状を少しでも取り除いていけるようにするためにはどうしたらよいかを考える必要があります。

　それは家族がすべてをしてあげることではなく、できることとできないことを分けていき、家族が本来の楽しみを失わずに、心の余裕を持っていられることです。

　具体的なサポートの場合、他の家族がいるのなら、それぞれの得意分野を活かして役割分担ができます。家族が少ないのなら周囲の人に頼んだり、民間のサービスを利用することをおすすめします。

　一心不乱に頑張っているときは、ストレスがかかっている自分に気がつきません。ストレスを溜め込む前に、自分のストレス状態をチェック (p107) して、ストレスを強く感じているようでしたら、気軽にできるセルフケアを実践してみてください。もちろんそれでも改善しない場合は、相談支援センター (p39) に相談することをおすすめします。

退院後の過ごし方

あなたのストレスの状態は？ check

- [ ] 不安感、憂うつな気分になることが多い
- [ ] これからのことを考えると悲観的になる
- [ ] 自分を責めたり、罪の意識を感じる
- [ ] 疲れやすく、倦怠感がある。夜眠れないことがよくある
- [ ] 食欲がなく、胃痛などがあって体調が悪い
- [ ] 気力がなく、楽しみだったことにも関心がなくなった

半数以上チェックがついた方は、
心身に強いストレスがかかっています。
気軽にできるセルフケアの中からできそうなことを
実行してみましょう。

● **気軽にできるセルフケア**

- [ ] 深呼吸をする
- [ ] 数時間でも1日でも、短い時間でよいので、患者のサポート役からときどき離れて、自分だけの時間と空間をもつ
- [ ] 好きな食べ物を食べに行ったり、ショッピングを楽しむ
- [ ] 信頼できる友人や知人に話(本音)を聴いてもらう
- [ ] 散歩や森林浴など、自然と交わり、身体を動かす
- [ ] 患者のサポート役をプロや家族、知人に数時間でも代わってもらう
- [ ] 十分な睡眠をとる

経過観察期間の記録

(主治医に医療情報を伝えられるように整理しておきましょう)

退院後は、❶治療後の体調の確認や、❷再発・転移（p130、134）の可能性を確認するために、経過観察（定期検診）を受けることになります。期間は、がんの種類や進行度によって異なりますが5～10年間で、はじめの2、3年は3、4ヵ月に一度、その後は1年に一、二度、問診や画像診断、腫瘍マーカー（p115）などの検査を受けます。

経過観察を受けるのは、がん治療を受けた医師や病院とは限りません。現在は、地域連携医療システム（p92）化が進み、自宅付近の病院を紹介される場合もあります。逆に、がん治療を受けた病院で経過観察を受けるように言われたけれど、遠方のために通院が難しい場合は、近隣の病院を紹介してもらうことも基本的には可能です。

つまり、治療を受けた医師と経過観察を担当する医師が異なる場合や、症状によって途中で主治医が変わる場合があるので、治療や服薬の内容、経過観察期間の情報は、新しい主治医にも状況を説明できるように、診察資料を一箇所にまとめて保管しておくことが大切です。経過観察は、次回受診時まで3ヵ月、半年など時間が離れているので、書類をきれいに整理しておくと、病院や担当科、医師が変わっても、新しい医師や看護師があなたの病気の情報をスムーズに、より

正確に把握することができるからです。

　なお、経過観察の受診は、がんの再発を発見してもらう場というよりは、あなたが日頃の様子を報告する場であり、その説明によって、医師が検査し、診断することになります。メモにまとめておいて、要点をわかりやすく説明できれば、治療が必要な場合の早めの処置や、がんの再発の早期発見につながります。日頃から、自分の体調の変化を注意深く感じ取り、少しでも不安を感じたらその症状を医師に正確に伝えていきましょう。

まとめて保管しておくべき資料と情報 check

- [ ] 診断書類、クリティカルパス
- [ ] お薬手帳
- [ ] 本書、利用している「鎮痛薬・精神的支援、栄養補助食品など」のメモ
- ● **その他**

■ 経過観察の日程、担当医師

● 経過観察の日程
※退院後の定期検診の時期や頻度は、個人差があります。

___

● 経過観察の担当医

病院　　　　　　科　医師名

tel.

___

■ 体調の変化、相談したい事柄

● 以下から選び、記入して、問診に望みましょう。

❶ 体調良好　　❷ 不安・落ち込み　　❸ 睡眠障害
❹ 食欲不振　　❺ 痛みがある　　❻ 過度な疲労　　❼ 注意力散漫
❽ 性機能障害　　❾ 膀胱の障害　　❿ 体重の増減　　⓫ 再発の徴候
⓬ 家族の罹患　　⓭ 取り入れたい代替療法、サプリメント　　⓮ その他

> 記入例

● 1 回目 2010 年 1 月 22 日（木）国立 病院・主治医 山本先生
体調の変化：❷ とくに夜。　❹ 夕食はほとんど食べなかった
医師の言葉：

実施検査：

退院後の過ごし方

● 　回目　　年　　月　　日（　）　　病院・主治医
体調の変化：
医師の言葉：

実施検査：
● 　回目　　年　　月　　日（　）　　病院・主治医
体調の変化：
医師の言葉：

実施検査：
● 　回目　　年　　月　　日（　）　　病院・主治医
体調の変化：
医師の言葉：

実施検査：
● 　回目　　年　　月　　日（　）　　病院・主治医
体調の変化：
医師の言葉：

実施検査：

● 　回目　　年　　月　　日（　）　　　病院・主治医

体調の変化：

医師の言葉：

実施検査：

● 　回目　　年　　月　　日（　）　　　病院・主治医

体調の変化：

医師の言葉：

実施検査：

● 　回目　　年　　月　　日（　）　　　病院・主治医

体調の変化：

医師の言葉：

実施検査：

● 　回目　　年　　月　　日（　）　　　病院・主治医

体調の変化：

医師の言葉：

実施検査：

退院後の過ごし方

● 　　回目　　年　　月　　日（　　）　　　病院・主治医
体調の変化：
医師の言葉：

実施検査：
● 　　回目　　年　　月　　日（　　）　　　病院・主治医
体調の変化：
医師の言葉：

実施検査：
● 　　回目　　年　　月　　日（　　）　　　病院・主治医
体調の変化：
医師の言葉：

実施検査：
● 　　回目　　年　　月　　日（　　）　　　病院・主治医
体調の変化：
医師の言葉：

実施検査：

check

● 　　回目　　年　　月　　日（　　）　　　病院・主治医

体調の変化：

医師の言葉：

実施検査：

● 　　回目　　年　　月　　日（　　）　　　病院・主治医

体調の変化：

医師の言葉：

実施検査：

● 　　回目　　年　　月　　日（　　）　　　病院・主治医

体調の変化：

医師の言葉：

実施検査：

● 　　回目　　年　　月　　日（　　）　　　病院・主治医

体調の変化：

医師の言葉：

実施検査：

> **腫瘍マーカーについて**

経過観察時は、腫瘍マーカーの数値が気になると思います。腫瘍マーカーとは、血液や尿に、がん特有の物質（たんぱく質、ホルモン、酵素など）が含まれているかどうかをみるものです。基準値を超えていても、異常がない、または良性腫瘍という場合もあります。再発・転移は、画像診断や生検など他の検査との総合的な要素で診断されるので、腫瘍マーカーの数値だけで一喜一憂せずに、主治医の診断を待ちましょう。

● **腫瘍マーカー**

- 神経芽細胞腫（NSE）
- 甲状腺髄様がん（NSE）
- 乳がん（CA-125、CA15-3、CEA、NCC-ST-439）
- 肺がん／扁平上皮がん・小細胞がん（CEA、CA-125、SLXCYFRA、SCCNSE、ProGRP）
- 肝細胞がん（AFP、PIVKA-Ⅱ）
- 膵がん（CA-125、CA19-9、CEA、Elastasel、NCC-ST-439、SLX、STN）
- 大腸がん（CEA、NCC-ST-439、STN）
- 前立腺がん（PSA）
- 食道がん（SCC）
- 胃がん（CEA、STN）
- 胆道がん（CA19-9、CEA）
- 子宮頸部がん（βHCG、SCC、STN）
- 子宮体部がん（βHCG、SCC）
- 卵巣がん（βHCG、CA125、STN、SLX）

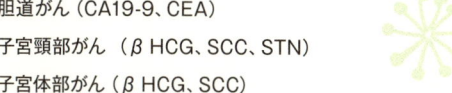

自分の腫瘍マーカーの正常値を記入しておきましょう

通院で受ける化学（薬物）療法の副作用の注意点

（ 違和感を感じたら主治医に伝えましょう ）

　最近は、外来などで、化学（薬物）療法を行う医療機関が増えてきました。定期的に通院して、抗がん剤などの点滴を受けたり（外来化学療法）、内服薬を処方されて、自分で服薬の管理をするといったケースです。

　治療のたびに入院せずにすむため、生活を制限されないというメリットがありますが、その半面、より注意も必要になります。抗がん剤の治療を、入院して行う場合は、周囲にいる医療スタッフが、どのような治療経過をたどっているか、深刻な副作用が出ていないかなど目を配ってくれますが、通院治療では、医療スタッフが常にそばにいるわけではありません。つまり、医療スタッフがあなたの身体の異変に気づき、対応することはできないのです。

　そのため常日頃から、自分の体調を自分でチェックし、診察時や、状態によっては、主治医にすぐに相談するといった自己管理が求められます。また、通院時以外の体調などの情報は、主治医が治療計画を考えていくためにも欠かせないのです。

　とくに、内服の抗がん剤の場合は、自分で薬を飲むことになります。それだけに懸念されるのが、副作用がつらいから

といって、勝手に服薬を中止したり、反対に副作用の兆候が出ているのに、我慢して飲み続けて状態を悪化させてしまうといったことです。抗がん剤は、効き目が強いだけに体への負担も伴う薬です。気になる症状やわからないことなどがあれば、必ず医療スタッフに相談しましょう。

医療機関にすぐに連絡したい症状 check

- [ ] 発熱（38度以上）や排尿時の痛みなど、感染症を思わせる症状
- [ ] 下痢（症状が激しい、または長く続く場合）
- [ ] 口内炎（範囲が広く痛みがある、食事がとれない）が治りにくい場合
- [ ] 吐き気（症状が長く続く、食事がとれないなどの場合）
- [ ] 空咳や息苦しさがある
- [ ] 貧血の症状（めまいやふらつき、疲れやすいなど）
- [ ] 出血しやすい、血が止まらない
- [ ] その他　※医師に事前に確認しておきましょう

_____

_____

医療機関名	病院	科
主治医名		
電話番号　平日昼間	／夜間休日	

抗がん剤の副作用の対処法

	自宅でできる対処法	医療機関に連絡するべき症状
吐き気	横になったり、深呼吸をする。氷やキャンディーを口に含む。医師に吐き気止めの薬を処方してもらう。	症状が重くなったり、食事をとれない日が何日も続くとき。
下痢	刺激物や乳製品、食物繊維の多い飲食物を避ける。また、下痢で失われた水分やミネラルを、スポーツ飲料などで積極的に補う。	下痢の症状がひどくなったり、長く続くとき。
口内炎	口の中の粘膜に刺激を与える食べ物、飲み物を避ける。うがい薬を使ってこまめにうがいをし、口の中を清潔にする。	口内炎が治りにくく、日常生活に支障があるとき。口内炎が広い範囲にできて、痛みがひどいとき。
感染症（白血球減少）	帰宅時の手洗いやうがい、食後や寝る前の歯磨き、入浴やシャワーなどで、身体を清潔に保つ。	38度以上の発熱や寒気、咳、下痢、排尿時の痛みや残尿感、風邪や膀胱炎など感染症が疑われるような症状があらわれたとき。
貧血（ヘモグロビン減少）	動悸や息切れが出ないように、動作はゆっくり行う。十分に休養を取る。	顔が青白い、疲労やだるさがある、手足が冷たいなど貧血の症状があらわれたとき。

memo

	自宅でできる対処法	医療機関に連絡するべき症状
血が止まりにくい（血小板減少）	出血時は安静にして、傷口をタオルなどで圧迫したり、冷やす。鼻血の場合は指で小鼻を圧迫し、氷で冷やす。	あざ（内出血）ができやすい、鼻血が多いなど、出血しやすい傾向が見られたり、出血が止まらないとき。
便秘	無理のない運動や、食物繊維の豊富な食事、十分な水分摂取を心がける。	便秘が長く続いたり、お腹が張って苦しいとき。
しびれ（神経障害）	指先の感覚が鈍くなっているため、ヤケドやケガなどに気をつける。靴下を履くなど足先を保護する。マッサージをしたり、患部を温める。このとき、低温ヤケドに注意する。	しびれが強く、生活するうえで、支障がでるとき。
脱毛	シャンプーなどヘアケア製品は刺激の少ないものにする。ドライヤーの温度を低めに設定したり、カラーリングやパーマは避ける。	

その他の症状

治療の記録をつけましょう

抗がん剤などによる治療では、効果や副作用の様子を見計らいながら調整が行われます。そのためには、副作用の症状やその程度、薬の使用時からの日数といった情報が大切になります。以下のような記入例を参考に、自分の薬物治療の記録をつけておくと、体調の変化などを、主治医にすぐ説明できます。

治療期間　　　年　　月　　日（　　）〜　年　　月　　日（　　）

薬の名前　　　（1）　　　　　　　　（2）
　　　　　　　（3）　　　　　　　　（4）

飲むタイミング

医療機関名　　　　　　　　　　診療科

主治医

日付	服用した薬	気になる症状	対応
記入例 2/10	（1）（3）	吐き気があり、食欲がない。	A病院を受診。

退院後の過ごし方

日付	服用した薬	気になる症状	対応

術後の後遺症、倦怠感への対策

> あなたの悩みや不安を聞いてくれる
> 相談先を探しましょう

　手術によって、後遺症が出る場合があります。術前にある程度説明は受けますが、後遺症は切除した臓器や範囲、治療方法によって異なり、実際に感じる痛みや体の変化に不安やとまどいが生じると思います。そのようなときは一人で悩まず、必ず誰かに相談することをおすすめします。

　外来日に主治医や看護師に相談できればよいのですが、腸閉塞など、早い処置が必要な場合もあるので、つらいときは遠慮なく病院に連絡しましょう。注意することと連絡先の電話番号は必ずメモ（P97）しておきましょう。

　ただし、検査をした結果、医学的に問題がなくても、痛みや不調を感じていることもあります。どうしてもつらいときは、もう一度具体的に症状を説明してください。可能性を探り、新たな検査を行う場合があります。

　相談支援センター（p39）にも相談してみてください。このほか、患者会（p150）に参加して、同じ痛みを体験した方々の話を聞くこともおすすめです。対処法や、暮らしの工夫など、具体的で役立つ話を聞けるかもしれません。あなたが話をしやすいと感じられる人と出会える場所を、一箇所でいいので探してください。

こんなときどうする？ Q&A

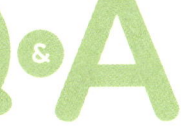

Q1 痛みがなかなか取れないときは？

A. 手術による創部（キズ）は体の内部にもあるので、体表の創部はよくなっているように見えるのに、痛みが取れないことはよくあります。痛みはQOL（生命の質、生活の質）を低下させ、ストレスになるので、主治医に相談してみましょう。体を冷やさないなど、日常生活の工夫によって、痛みが緩和することもあります。

Q2 体が冷えやすくなったら？

A. 術後、冷えを感じやすくなる人は少なくありません。創部（キズ）の周辺が、とくに冷えるという場合もあります。保温を心がけ、夏は冷房に気をつけるなど、体を冷やさない工夫が必要です。また、体を締めつける服装は血液循環を低下させますし、冷たい食べ物や飲み物は夏でもできるだけ避けた方がよいといわれています。

Q3 だるさが続き、何もする気が起きなくなったら？

A. がんの治療後に軽いうつ状態に陥る人は少なくありません。身体的に問題がなければ、医師に軽い抗うつ剤を処方されたり、心療内科や精神科を紹介されることがあります。まず主治医に相談してみましょう。心の後遺症にも治療やケアは必要です。

「痛み」を医師にわかるように伝える

(痛みを数値で言いあらわしましょう)

　がんによって生じるさまざまな痛みは、進行がんでは6〜7割、終末期には8割の方が体験しているといわれています。痛みには、「病気そのものによる痛み」「手術や薬物（抗がん剤）治療によって生じる痛み」、さらに「がんによって免疫が低下したことによる別の疾患の痛み」などがあります。

　これらの痛みはがまんし続けていると、ストレスとなって回復が遅れたり、病気の進行を見逃したりすることもあるので、主治医にすぐ伝えましょう。WHO（世界保健機関）の調査によると、痛みの約8割は、鎮痛薬などの適正な使用によって調節できるといわれていますし、近年の緩和ケア(p82)では、痛みの治療が積極的に行われています。

　ただ、痛みは本人だけが感じているもので、検査の数値には表れません。第三者に理解してもらう客観的なデータなどがないのでわかってもらえず、はがゆい思いをすることもあるでしょう。痛みについて主治医へ伝えるべき要素（p125）は、「いつから」「どこが（部位）」「どのような痛みか」「どのくらいの痛みか」、そして、「その痛みによって、日常にどのような影響があるのか」といったことです。この中の、「どのくらいの痛みか」は、一般的に痛みを数値で言いあらわすものさ

痛みについて医師へ伝えるべき要素 　check

- [ ] **いつから**　月　日（　）〜　月　日（　）
- [ ] **どこが**
- [ ] **どのような痛みか**
- [ ] **どのくらいの痛みか**　→
- [ ] **日常生活や心身に来たしている影響は？**

痛みのスケール
NRS (Numerical Rating Scale)

痛みなし
0
1
2
3
4
5
6
7
8
9
10
もっとも痛い

しが用いられています。痛みを数値で正確に表すのは、最初は簡単ではありません。医師への遠慮から痛みの度合いを低い数字で伝えてしまったり、逆に不安や不満から強く表してしまう場合もあるようです。最初の1週間は、自分が感じている痛みを一人で表して記録してみましょう。慣れてくれば、このものさしで、痛みがどのように変化しているかを把握したり、痛みの強さを主治医に伝えて、痛みをやわらげてもらうことも可能です。痛みが緩和されれば、食欲不振や不眠の多くは改善されて、日常を支障なく過ごすことができます。

がん療養中のうつ症状

（ 多くの方が通過する回復の一過程です ）

　何を見ても病気のことを思い出してしまう。無気力、眠れない、食欲がでない。あてはまる状態が続いているようでしたら、あなたの心はとても疲れているのでしょう。

　告知を受け、治療を受けている最中は緊張を強いられ、退院後は、生活のペースを取り戻すために、肉体的にも精神的にも、ずいぶん無理を重ねたことと思います。前向きな気持ちと、ときには絶望的な気持ちとの間で揺れ動き、思い悩むことも多々あったのでしょう。このような日々を過ごせば、疲れが出るのは当然のことです。これは、がん患者さんやご家族の方々の多くが通過する回復の一過程なのです。

　心の回復の第一歩は、休養して神経や心の疲れを取り除くことから始まります。1人で抱え込まずに、主治医や看護師、家族などに思いを話してみましょう。近親者では遠慮してしまうようであれば、相談支援センター(p39)や、患者会など、同じつらさを乗り越えてきた方々(p150)に、話を聞いてもらうのもおすすめです。

　心の状態を簡単に表現する方法もあります。どのくらいつらいのか、生活に支障があるのか、などを目盛りに示すことで、つらさや支障の度合いを数値に置き換えて、ストレスの早期発見の可能性が高まります。

ただ、このような状態が続いていると、治療後の体に負担がかかり、せっかく退院できたにもかかわらず、回復のさまたげになってしまう可能性があります。うつの状態になっている心配もありますので、受診してみるとよいでしょう。あなたの症状によって、精神科や心療内科の医師、臨床心理士や心理カウンセラー、心の問題を扱う看護師やソーシャルワーカーなどを紹介してくれる場合もあります。

　もしも、うつ病と診断されても、早めの対処と適切な治療をすれば多くの場合は、薬物療法と心理療法などの治療によって3か月で6割、半年で8割の人は治るといわれています。

こころの状態の測定法

● **この1週間の気持ちのつらさ**

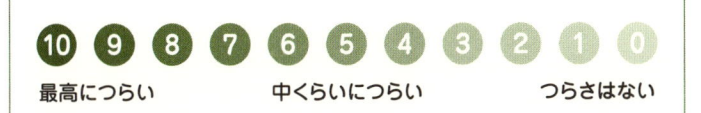

10　9　8　7　6　5　4　3　2　1　0
最高につらい　　　　中くらいにつらい　　　　つらさはない

● **日常生活の支障**

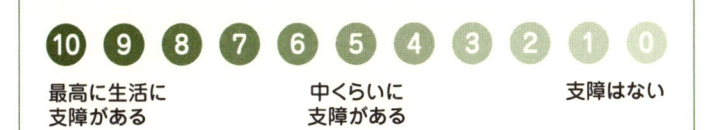

10　9　8　7　6　5　4　3　2　1　0
最高に生活に　　　　中くらいに　　　　　　支障はない
支障がある　　　　　支障がある

心を楽にして、免疫力を高める心理療法

イメージ療法

● アメリカの精神社会腫瘍学の第一人者カール・サイモントンが実践した「がんのセルフコントロール」がルーツで、サイモントン療法ともいわれています。がん患者がリラックスした状態で、がん細胞を自分の白血球が攻撃しているイメージなど、プラスの状況を想像して視覚化することによって、体内の白血球を増やし、免疫力と自然治癒力を高める療法です。3年間にわたる実践によって、がんが消滅した、生存率が高まったなどの結果が報告されています。興味をもたれたら本を読んでみてください。

笑い療法

●「笑い」には、がん細胞やウイルスを攻撃するナチュラルキラー（NK）細胞を活性化して免疫力を高めたり、身体をリラックスさせてストレスホルモンを減少させたり、神経伝達物質のセロトニンが増加するなどの効用があります。がん患者の生き甲斐療法を創始した伊丹仁朗医師は、笑いがNK細胞を活性化することに注目して、笑い療法を実践し、効果をあげています。

認知療法

● 人には、それぞれ「考え方のクセ」があります。「こうするべきだった」などの「べき思考」で自分を責めたり、白黒のどちらかしかないという「白黒思考」で完璧にしないと気がすまない。そういう考え方や見方(認知)は、そのとおりにいかないとネガティブな感情をもたらします。より柔軟で現実的な思考に「認知を修正する」というのが「認知療法」で、うつ病や不安障害などで活用されている心理療法です。

● 医療機関の新しい取り組み

各地域のがん診療連携拠点病院の相談支援センター
がん治療を受けた方、そのご家族に対して、さまざまな相談を受けています。

地域の精神保健福祉センター
うつ病患者・家族を支援する団体やネットワークがあり、相談したり、情報収集をする場として利用できます。

リラクセーション外来
2003年、群馬大学医学部附属病院に、担当看護師の指導によって、自分の力でストレスや痛みを軽減することを目的に、日本で初めて開設されました。「ストレスケア病棟(うつ病専門の病棟)」なども登場しています。

精神腫瘍科
がんに関連した心のケアを扱い精神療法や薬物療法などを受けられます。国立がんセンター中央病院、国立がんセンター東病院、埼玉医科大学国際医療センター、千葉県がんセンター、静岡がんセンター、などでは、精神腫瘍科を設置しています。

* * *

再発・転移の不安を感じたら

不安な気持ちを整理して、相談しながら解決していきましょう

　体調が悪くなったり、腫瘍マーカー（P115）の数値が気になったりすると、再発の不安を感じると思います。これが、「がんは治療が終わってからが始まり」と言われているゆえんです。一人で悩んでいると不安はつのります。気になる症状がある場合は、「いつから、どこが、どのように感じているか」を具体的に書きとめて（p132）、主治医にすぐ話しましょう。専門家の意見を聞いたり相談したいときは、相談支援センター（p39）やがん相談ホットライン（p39）に連絡してみるとよいでしょう。同じ体験をした方々（p150）と話し合うこともおすすめします。つらい思いを共感できる人との時間は心を癒しますし、経験からしか生まれない心の持ちようを聞かせてもらえるでしょう。

　それでも不安がつのり、気分の落ち込み、不眠、食欲不振などの症状が表れることもあると思います。再発・転移の不安を感じるのは、がん患者さんの誰もが体験する過程の一部で、通常の感じ方なのです。もしも、検査結果や身体的に症状があらわれないのに、気持ちの不安定な状態が2週間以上続いているようであれば、うつ状態になっている可能性もありますので、専門家に診てもらいましょう。この他、まだ少数ではありますが、がん患者さんと家族の心のケアを担う「精

神腫瘍科」を設置している病院(国立がんセンター中央病院、静岡がんセンターなど)や、一般の精神科クリニックなどでカウンセリングも受けるのもよい方法です。家族や同じ体験をした方々、医師や看護師、サポート機関など、あなたを支える人や制度をどうか積極的に活用してください。

不安を感じたときの相談先

相談したい内容	連絡先
自覚症状から 再発の可能性を感じて、 検査をしたい	**主治医**
	病院：
	連絡先：
	担当者：
専門家の意見を 聞いたり、 相談したい	**各県のがん拠点病院(p22)に併設されている相談支援センター(p39)**
	病院：
	連絡先：
	がん相談ホットライン(p39)
	連絡先：
同じ体験をした方々と、 つらい気持ちを分かち 合いたい	**患者会(p150)**
	団体名：
	連絡先：
	担当者：
不安定な状態を 改善したい	**精神腫瘍科**
	一般の精神科クリニック
	連絡先：

check 不安に感じた症状、気持ちを書き留めましょう

　再発・転移かもしれない、という不安はどこから来ているのでしょうか。そのまま放置していると、不安が不安を呼んで精神的なストレスになってしまいます。医師に相談するときや、自分の気持ちを整理するためにも、症状や気持ちを書き留めておきましょう。

☐ **どのような症状が、気になりますか？**

_____

☐ **症状を感じたのはいつからですか？**

　　　　　年　　　　月　　　　日（　　）　　午前　　午後

☐ **腫瘍マーカーなど、具体的な数値の変化はありますか？**

_____

☐ **精神的に感じている不安はどのようなことですか？**

memo

_____
_____
_____
_____

退院後の過ごし方

* * *

再発・転移時に主治医の変更、転院はできる？

（ 変更したいと思う理由を整理しましょう ）

再発や転移が明確になり、今後の治療を検討するときに、主治医や病院を変えたい、と感じる方もいると思います。そのときは、まずあなたがなぜ変更したいと感じたのか、理由を具体的にあげてみましょう。

その理由が、たとえば、「転移した部位は主治医の専門ではない」というのであれば、近年は、主治医と他科の医師がチームを組む体制の病院が増えているので、専門分野の医師に対応してもらえる場合もあります。「主治医と相性が悪い」といった人間関係が理由なのであれば、病院の相談窓口や看護師に話を聞いてもらい、主治医の性格を聞いたり、話しがしにくいことを相談してみることも、ひとつの方法です。

それでも、どうしても主治医を変更したいという場合は、できれば感情的な気持ちは包み隠して願い出ることをおすすめします。たとえば、「私が病院に来られる日は、主治医の担当の曜日でないので…」などの理由もよいでしょう。複数の医師のチームで診ているところも増えていますから、他の医師に変更してくれる可能性もあります。

また、転院についても同様です。「病院を変えたい」という理由を明確にしましょう。転院が決まると、医療情報（検

査書類など）をもらって転院先に提供しますが、主治医や看護師などとそれまで築いてきた関係性やプロセスは零地点に戻ってしまいます。また、転院してからやはり前の病院がよかったと思っても、戻ることはむずかしいでしょう。転院したい理由とその結果をよく考えてから判断しましょう。

　熟慮して、行きたいと思う転院先が見つかったら、そこで受け入れてくれるのか事前確認し、そのことを、主治医にきちんと説明しましょう。その際、主治医から検査データや治療経過などの情報や紹介状（診療情報提供書）を受け取りましょう。再発・転移の治療をするうえで、欠かせない基礎資料になります。

POINT

退院後、主治医がいる病院が遠くて薬の受け取りや検診に不安を感じているときには、主治医に相談して自宅付近の病院を紹介してもらいましょう。現在は、病院と診療所の連携が進められていますので、病院側から紹介されることも増えていますが、希望する病院があれば伝えておくことで、受け入れられる場合もあります。

***

食事のとり方、食欲のないときの対処法

(食事時間は、楽しい雰囲気づくりを)

　繰り返し聞いていることと思いますが、食事の基本は「規則正しくバランスよく」です。

　ただし、食欲がないとき、吐き気があるときに、栄養のために無理に食べようとすると、食事が次第に苦痛になることもあります。そんなときは、水分だけでもとって脱水症状を予防しましょう。うがいや食後の歯磨きなどの口腔ケアは口の中がすっきりしますし、口内炎や感染の予防になります。

　また、抗がん剤の影響で吐き気があるときは、吐き気止めを飲めば楽になることもあるので主治医に相談しましょう。抗がん剤や放射線治療による食欲低下、吐き気、口内炎などは、一時的なもので、治療が終われば徐々に改善します。

　食道や胃、大腸を切除した場合や、人工肛門を造設した場合などは、それぞれに合った食事のとり方があり、看護師や栄養士から食事指導や栄養指導があります。指導をもとに自分の好みに合うように工夫したり、困ったときは相談したりしながら食事をとりましょう。

　食事は、すべての人が1日に2、3回費やす時間です。好きな食材やデザートをとりいれたり、会話の弾む相手と同席したりしながら、できるだけ楽しいひとときにしましょう。

食欲がないときの工夫

抗がん剤や放射線治療の影響で食欲がない
- 食べやすく、消化のよいものを少しずつ食べる
- 食べたいものを食べる

口内炎ができている
- 味の濃いものや刺激のあるもの、固いもの、熱いものは避ける
- 水分をこまめにとり、口の中を乾燥させないようにする

味覚障害がある
- 口の中を清潔にする
- いろいろな風味を試してみる
- 味や温度を好みの状態に調整する

共通の対策
- 見た目をきれいに盛りつける
- 少量ずついろいろなものを用意する
- のどごしのよいものを食べる
- 小分けにして食べたいときに食べる
- 高カロリー、高栄養の補助食を活用する

胃腸に負担をかけない食べ方

- 医師、看護師、栄養士のアドバイスを守る
  （うまくいかないときは相談する）
- ゆっくりよく噛んでから飲み込む
- 腹八分目におさえる
- 体調が戻るまでは生ものは避ける（感染予防）
- 刺激物をとりすぎない

あなたの食事の工夫、栄養士からの注意点

_____

_____

✳ ✳ ✳
代替療法を利用するときは？
（ 主治医に相談と報告をしましょう ）

代替療法の利用の現状

　代替療法は、正確には「補完代替医療」といいます。鍼灸、整体、カイロプラクティック、気功、音楽療法、アロマやハーブ、瞑想や心理療法、各種の食事療法など多種多様であり、サプリメントや健康食品もそのひとつです。

　国内の調査では、がんの患者さんの約半数が何らかの代替療法を取り入れており、残りの半数のうち75％の人は今後利用したいと考えているという結果が出ています。少しでも効果のあることを試したい、自分でも治療の助けになることをしたいという気持ちを、多くの患者さんがもっているのです。

　「がんに効く」と聞けば、試してみたいと思うのは当然のことです。この試してみたいという思いは、あなたの生きる意欲です。私たちの病気は、がんに限らず体の問題だけでなく、心や環境の影響も受けています。WHO（世界保健機関）では、「健康」を次のように定義しています。

「健康とは、身体的、精神的、社会的に完全に良好な動的状態であり、単に病気あるいは虚弱でないことではない」

　少し難解な表現ですが、重要なのは私たちの健康とは総合的なものであり、体の不具合さえ治せば健康なわけではな

く、「自ら何かをしたいと思う意欲を備えていることが、健康であること」の一つだと考えられます。

　代替療法は、適切に使えば生きる意欲を高める一翼となります。興味を持ったものがあれば主治医に相談して、可能ならば取り入れてみましょう。

代替療法に対する医師の考え

　最近は、代替療法を頭から否定する医師は減ってきています。その背景には、何らかの代替療法を取り入れることで患者さんの気持ちが安定したり、直接治療に結びつかなくても体が楽になったりするのはプラスになるという考え方があります。ただし、自分の知らないところで利用したものが、本来の治療との相互作用で体の害になることもあるため、利用したい思った代替療法を患者さんに報告してもらい、治療に差し障りがない範囲であれば認める、と考えている医師も多いようです。

　一方で、西洋医学だけですべてのがんを制圧するのは難しいという現実も影響しています。米国では補完代替医療を科学的に研究し、がん治療に生かす取り組みが進んでいます。

日本でも、代替療法が患者さんのQOL(生命の質、生活の質)を高める一助になると考えている医師は少なくありません。

代替療法を試したいときは医師に相談を

　主治医にだまって代替療法を利用するのは、避けましょう。前述したように、本来の治療に悪影響を与えることもあるからです。どのような治療を試したいと思っているか、あなたや家族の希望を主治医に率直に伝え、意見を聞くことをおすすめします。代替療法に否定的な医師もいますが、その場合は、相談支援センター**(p39)** や周囲の医療関係者などに、取り入れ方を相談してみましょう。

代替療法のメリット・デメリット

メリット
- 満足感につながり、心身をリラックスさせてくれる
- 正しく使えば大きな副作用の心配がないものが多い
- 西洋医学と組み合わせることで統合医療が実現する
- 個人差があるが、症状が改善することもある

デメリット
- 科学的な効果の検証が十分とはいえない（科学的検証が難しい）
- 誠意のない業者による商品も出回っている
- 代替療法に頼りすぎて、正しい治療の機会が遅れる場合がある
- 使い方によっては、本来の治療の妨げになるものがある
- 費用の高いものがある

代替療法の例

アーユルヴェーダ、鍼灸、指圧、整体、カイロプラクティック、リフレクソロジー、気功、ヨガ、アロマセラピー、アニマルセラピー、ホメオパシー、温泉療法、芸術療法、笑い療法、イメージ療法、瞑想、自律訓練法、冷えとり健康法、各種食事療法、健康食品・サプリメント、デトックス療法、免疫療法など

代替療法を選ぶとき注意すること

check

- [ ] 「絶対治る」という言葉に惑わされない
- [ ] 高額すぎるものは要注意
- [ ] 他の治療法（西洋医学、他の代替療法）を否定するものは避ける
- [ ] 直感で嫌だと思ったらやめる

＊＊＊
リンパ浮腫の対処法

（ セルフケアを続ければ必ず改善します ）

　手術や放射線治療の後に、腕や脚にむくみが生じることがあります。ふつうのむくみは、一晩眠れば翌朝には解消しているものですが、むくみがひかず、腕や脚が少しずつ太くなる進行性のむくみをリンパ浮腫といいます。

　リンパ浮腫は、外科手術でリンパ節を切除したり、放射線治療でリンパ管が障害されることで、老廃物を運ぶ役割をするリンパ管の働きが悪くなり、皮下組織に体液がたまってむくみが生じるものです。

　がん治療後の後遺症として、とくに多いのは、乳がん術後の腕のリンパ浮腫と、子宮がん、卵巣がん、前立腺がん、陰茎がんの術後の脚のリンパ浮腫です。また、胃がんや大腸がんの術後に、脚に起こること、頭頸部がんの術後に頭や顔に起こることもあります。

　むくみは、治療後すぐにあらわれる場合もありますが、数年が経過してからの場合もめずらしくありません。

　初期の症状では、皮膚に違和感を感じたり、軽いむくみが出たりする程度ですが、放置すると、むくみが増して腕や脚がどんどん太くなっていきます。さらには、体液の中に含まれるタンパク質や老廃物の影響で、皮膚が厚く硬くなる象皮病になったり、炎症が起こりやすくなることもあります。少しで

も不安を感じたら、すぐに受診してください。

　リンパ浮腫については、手術を受けた病院で、医師や看護師、理学療法士から説明を受けている方もいると思います。

　最近では、リンパ浮腫の治療への関心が高まり、リンパ浮腫の専門外来を設けている病院が増えてきています。外来の名称や、リンパ浮腫の診療を行う診療科は病院によって異なりますので、治療を受けた病院や、がん診療連携拠点病院 **(p22)** の相談支援センター **(p39)** に問い合わせて、相談窓口や、専門外来などについて確認しましょう。

　なお、リンパ浮腫の治療は、日常生活に支障を来すほどの苦痛や、合併症 **(p78)** などで対処が必要な場合には、手術を行いますが、多くの場合は、「スキンケア」「リンパドレナージ（リンパマッサージ）」「圧迫療法」「運動療法」の4つを組み合わせる複合的理学療法 **(p144)** を自分で行います。早期の方が回復しやすいのは当然ですが、どの時点からでも、適切なケアを始めれば必ず改善します。そして、ケアを続ければ悪化を防ぎ、よい状態を保つことができますので、ぜひ続けてください。

複合的理学療法

リンパ浮腫の可能性があると感じたら、リンパ浮腫の診断や治療を行っている病院を受診しましょう。病院は、主治医や看護師、相談支援センター **(p39)** などが教えてくれます。

手術が必要ない場合は、基本的に、以下の4つを組み合わせる複合的理学療法が中心になります。自分で行う療法ですが、正しい知識を身につける必要がありますので、自己流では行わず、必ず指導を受けましょう。

スキンケア
リンパマッサージをする間、皮膚の健康状態（皮膚の乾燥や熱を帯びていないかなど）をチェックする

圧迫療法
リンパマッサージによってむくみが軽減したら、その状態を保つために、弾性包帯や弾性ストッキング、弾性スリーブを着用して圧迫する

運動療法
弾性ストッキングや弾性スリーブを着用して運動をすると、リンパの流れをより促進させる

リンパドレナージ（リンパマッサージ）
リンパ管をゆっくり刺激しながら、リンパの流れを誘導して、むくみを緩和させる

※ 弾性ストッキングは、病院の売店などで購入できます。

むくみの状態をはかりましょう

部位								
	左	右	左	右	左	右	左	右
治療後 (cm)								
／（　）								
／（　）								
／（　）								
／（　）								
／（　）								

手術が必要な場合

リンパ管静脈吻合術 … 手術で、リンパ管と静脈をつなげます
リンパ管再建術 … 自分の健康な静脈やリンパ管を移植します
リンパ浮腫組織切除術 … 余分な組織を切り取ります

check 不安を感じたら医師に確認すること

☐ **このむくみはリンパ浮腫ですか？**

☐ **合併症の可能性はありますか？**

☐ **してはいけないことはありますか？**

☐ **どのような治療をしたらよいですか？**

容貌の変化への対処法

（手術や装具の著しい技術の進歩で、より自然な容貌へ）

がんの部位や治療法によって、ときに容貌が変化することがあります。しかし、がん治療と合わせて、できるだけ自然な容貌に整える治療やケアを行う病院は増えており、技術的にも著しい進歩を遂げている分野です。

具体的に、どの病気のときに、どのような対応が行われるのかを、以下に紹介していきます。利用したい場合は、医師や相談支援センター(p39)などに相談してみましょう。

がんの部位によって後遺症が残る場合

● 頭頸部がんの場合

再建術	自分自身の皮膚や筋肉、骨を別の場所から移植する手術。容貌だけでなく、話す、ものを飲み込むなどの機能の再建が可能な場合もある。
メイクの工夫	化粧によって容貌の変化を目立たなくさせることができる。ファンデーションやメイク法が進化し、より自然な容貌に近づけられるようになっている。
相談先方法	● 主治医、看護師 ※ メイクについては、方法を教える外来や教室を開いている病院もある

● 乳がんの場合

乳房再建術	自分自身の背中や腹部の脂肪、シリコンなどを使って、切除した側の乳房の形を整える手術。手術をするタイミングは、患者さんの状態や希望にもよるが、乳がんの手術と同時に行う場合と、術後、少し時間がたってから行う場合がある。健康保険が適用されているが、乳房の素材など一部適用外のものもある。
補正下着やパッド	種類が多いので、実際に身に着けてみて、自分に合うものを選ぶようにする。
相談先方法	● 主治医、看護師 ● 乳腺を診療している病棟や外来 ● 患者会

● 皮膚がんの場合

形成外科的な処置	植皮した後の皮膚を滑らかにするなど、形成外科的な処置によって可能な場合がある。
メイクの工夫	カバー力の強い特別なファンデーションなどもあるが、化粧の工夫で傷跡や皮膚の色の変化を目立たなくすることができる。
相談先方法	● 主治医、看護師 ※ メイクについては、方法を教える外来や教室を開いている病院もある

● **大腸がんの場合**

ストーマ （人工肛門） のケア	安定すれば入浴や温泉に入ることも可能。 皮膚に貼る面板(たいめん)には、皮膚保護剤がついているが、接着剤や、はがすときの刺激、あるいは便の刺激で皮膚に炎症を起こすこともある。面板は、尿や便が漏れないように皮膚に密着するようにつけ、ゆっくりていねいにはがして、皮膚保護剤が残らないようにすることが大切。排便の習慣を整えることも重要。
相談先 方法	● 主治医、看護師 ● 専門外来を設けている病院かどうか質問する。 ● 相談支援センター (p39) ● 皮膚・排泄ケア認定看護師のいる病院を探す。 　HPで日本看護協会の 　(http://www.nurse.or.jp) の検索欄から 　「皮膚・排泄ケア認定看護師登録一覧」を検索。 ● 社団法人日本オストミー協会 (p91)

抗がん剤治療の場合

● 脱毛

ウィッグ（かつら）帽子、スカーフ、バンダナ	抗がん剤治療が終われば、再び毛は生えてくるので、それまでは、ウィッグ（かつら）や、帽子、スカーフ、バンダナなどで対応をする。帽子やバンダナなどは髪の毛が一部に付いていたり、ワンタッチ式になっていたりするなど、デザインが工夫されたものも販売されている。いくつかのメーカーの価格や対応を比較し、納得できるところで購入が可能。
相談先方法	● 主治医、看護師 ● 治療を行った病院、 ● 外来化学療法で通っている病院 ● 相談支援センター（p39） ● 患者会（p150）

● 皮膚のくすみや乾燥

ビタミン剤の内服薬、保湿剤など	抗がん剤の種類によっては、皮膚がくすんで乾燥することがある。予防的にビタミン剤の内服薬や保湿剤を処方される場合が一般的。 治療中は直射日光や乾燥を避けるなど、皮膚に負担をかけない工夫もするとよい。
相談先方法	● 主治医、看護師 ● 相談支援センター（p39）

患者会など、同じ経験を した方々との出会い

(話し合い、暮らしの工夫などの情報を得ましょう)

　ここまでの時間の中で、あなたは実にたくさんのことを考え、主治医や看護師と話し合い、本を読み、いろいろな人に相談したり、助言を受けたことと思います。でも、どんな人の言葉にも増して響いたのは、同じがんを経験した方々によるものではなかったでしょうか。

　自分ががんになったことをなかなか打ち明けられず逡巡（しゅんじゅん）したり、勇気を出して伝えたら相手に驚かれて落ち込んだり、手術前後に襲われた不安や恐怖。その後も腫瘍マーカー **(p115)** の数値を見ては一喜一憂したり、体力が落ちて日常生活がつらく、ペットボトルまで重たいと感じるようになったりするなど、あらゆることが少しずつ変化して、あなたの気持ちもいっそう細やかな状態になっていることと思います。

　このような状態を共感しあえるのは、やはり同じ経験をした方々です。実際に、さまざまな研究や調査から、同じ経験者同士の交流は心身によい作用があるといわれています。たとえば、国立がんセンターが乳がんの患者さんを対象に行ったグループ療法では、心理的負担度が軽減して、前向きな取り組みをする傾向が高まったそうです。

　がんを経験した方々やその家族は、各地でさまざまな活動

を行っています。がん全般を対象にした患者会や、胃がんや乳がんなどがんの部位別の患者会、そして知識や暮らしの工夫などの情報交換や勉強会など、たくさんの患者会やがん関係の活動がありますので、調べてみて **(p152)**、興味を抱いた会や情報を得たいと思う会がありましたら、参加してみましょう。

　参加してみて、もしも会の雰囲気に合わないと感じたら退会してもよいのです。気が向いたら、また別の会に参加してみて、心地よいと感じられる場所や、気が合うと感じられる人に出会えたら、暮らしに役立つ情報交換ができるだけでなく、落ち込んだときには不安な気持ちを共感しあい、気持ちを立て直す場にもなります。そして何よりも、そこは人生における新たな出会いの場でもあります。苦しい経験を乗り越えてきた人たちの、奥深い視点や考え方、細やかな優しさに触れながら、今後のあなたの人生に、深いつながりを持つような人と巡り会えるかもしれません。

困ったことや心のうちを
話し合える方との交流の場

調べて
みる

患者会、交流会は、主にがんの種類によって分かれています。
種類が多いので、インターネットで調べた後は、
いくつかの患者会を見学してみてから、参加をおすすめします。

特定非営利活動法人ジャパン・ウェルネス

全患者さん同士が自身の病状、がんに罹患してからのさまざまな出来事について、相談や話をする会合を定期的に行っている。会合は、乳がん、大腸がん、肺がんなど、部位別に構成されたグループや、腎臓がん、膀胱がんなど、あまり多くない患者さんで構成される混成グループがある。
そのほか、がん患者さんのご家族への情報交換会なども行っている。

http://www.japanwellness.jp/supportGroup.html
tel：03-5545-1805

● 患者会を探す

いいなステーション

「患者さんのあったらいいな」を実現に向けて具体策を集めている「いいなステーション」が運営。リンパのがん、消化器のがん、小児のがん、呼吸器のがん、頭頸部のがん、その他のがんごとに、患者会を探すことができる。

〒213-0012　神奈川県川崎市高津区坂戸2-9-1-403
http://www.e7station.com

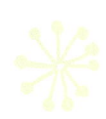

● 闘病記のサイトもあります

TOBYO
乳がん、子宮頸がん、胃がん、大腸がんなど、病気別に闘病記を検索できる。このほか、処方されている薬の名前で検索すると、同じ薬を飲んでいる方の体験情報などが探せる。

http://www.tobyo.jp

ライフパレット
病気を抱える方やその家族が、診断前から闘病中、入退院にいたるまで、病気に関する疑問の投稿や情報交換ができる患者支援コミュニティサイト。

http://lifepalette.jp

***
職場復帰にあたって

(働き方を相談しましょう)

　退院して体調が回復すると、仕事を再開したいと考える方も多いことでしょう。では、職場復帰に関して、患者さんはどのような不安を感じ、どのように対応しているのでしょうか。

　がんに罹患した30代から60代の男女で、3年以内に職場復帰をした人、今後復職を考えているがん患者本人とその家族を対象に行った「職場復帰に関するアンケート（特定非営利活動法人キャンサーリボンズ、バイエル薬品共同調査　期間2008年12月9日～2009年1月16日）」では、職場復帰する理由として、「働くことは生きがいだから」「生活を維持するため」などの回答があげられています。

　復職のためには、何よりもまず体力の回復が重要です。復帰する日が決まったら、数日休んでから、身なりを整えて、机に座って入院中にお見舞いに来てくれた方へのお礼状を書いたり、休職中の報告と今後の仕事の進め方を上司にどのように相談するかなどパソコンで書類にまとめてみましょう。

　また、久しぶりにゆっくりできる時間が得られたのですから、友人とのんびりと電話をしてみるのもいいでしょう。仕事の道具を使うことで、少しずつ日常に戻っていきましょう。

　その次は、通勤時刻にスーツを着て、会社の近くまで行き、周辺を歩いてみるのもおすすめです。

職場復帰する理由

- 働くことは生きがいだから
- 生活を維持するため
- 社会や人との接点を持っていたいから

　実際に職場に復帰したら、あなたががんを経験したことを周囲の人が知っている場合も多いと思います。黙っていて無理をしたり、気疲れすると回復が遅れます。周囲の方も、話題を選んで気を使ってしまうかもしれません。ある程度、話しておいたほうが、仕事も会話も結果的にはスムーズに流れます。

　「職場復帰に関するアンケート」では、患者の88.7%が、がんであることを勤務先に報告していますが、「復帰後の仕事の仕方」などについて話した人は6.3%だそうです。上司の性格、会社の体質にもよるかもしれませんが、産業医、総務課、職場の一部の同僚には働き方などを相談する必要があります。話をすることで、部署が変更になることもあるかもしれません。でも、先に伝えておいたほうが周囲の人も対応しやすいですし、自分自身も気持ちが楽になります。どうか自分の体を第一に考えてください。

復職の過程でわからないことや困ったときには、相談支援センター **(p39)** や医療相談室にいるソーシャルワーカー、そして患者会などで同じ経験をした方 **(p150)** などに相談してみましょう。仕事を失った場合の保険に関する制度、手続きについても聞くことができます。

● **これから職場復帰しようとしている人の不安**

- 術後、どの程度働けるのか心配
- 体調がすぐれないことが多く、仕事が続けられるか不安
- 職場の仲間に迷惑をかけているのではないかと悩む
- 仕事を続けるかやめるか、悩んでいる
- いつ職場復帰できるか不安でいっぱい

memo

職場復帰について

調べて みる

体調回復後、働きたいと思っている方に関する
レポートや、サポートグループや個別相談会の
紹介をしています。

特定非営利活動法人 HOPE ★プロジェクト

「がん患者の就労」を考えるプロジェクト (CSR) を立ち上げ、サポートグループ (グループ療法) や就労セカンドオピニオン (専門家が対応する個別相談) などの活動を実施。詳細は、下記のサイトのコンテンツ「働くがん患者支援」の各活動項目を参照。

http://kibou.jp

特定非営利活動法人キャンサーリボンズ

がん患者さんが、少しでも心地よい生活の実現のために「治療と生活をつなぐ」をコンセプトに社会全体で支え合う活動を推進。情報提供や患者同士の交流の場「リボンズハウス」や日本発のがん患者さんを対象としたグループカウンセリングを実施。また、がん患者さんが自分なりの働き方を続けられることをめざして「職場復帰支援プロジェクト」をスタートした。活動の詳細は、下記のサイトから「テーマ別プロジェクト」を参照。

http://www.ribbonz.jp

***

養生法

(適度な生活習慣を)

　体調が回復してきたら、よい状態を保つ生活を心がけましょう。体調がよければ気分も向上し、いろいろなことをしようと意欲がわきます。

　国立がんセンターでは「がんを防ぐための12カ条」を提唱しています。その内容は、現在わかっているがん発症の危険因子をさけるポイントを押さえたものですが、体調を整えるために必要な事柄ともなっています。

がんを防ぐための12カ条

1 ＊ バランスのとれた栄養をとる
2 ＊ 毎日、変化のある食生活を
3 ＊ 食べすぎをさけ、脂肪はひかえめに
4 ＊ お酒はほどほどに
5 ＊ たばこは吸わないように
6 ＊ 食べものから適量のビタミンと繊維質のものを多くとる
7 ＊ 塩辛いものは少なめに、あまり熱いものはさましてから
8 ＊ 焦げた部分はさける
9 ＊ かびの生えたものに注意
10 ＊ 日光に当たりすぎない
11 ＊ 適度にスポーツをする
12 ＊ 体を清潔に

12カ条を見ると食事に関することが多く、私たちの健康に食事がいかに大切であるかがわかります。

　また、禁煙はもちろんですが、適度な運動の習慣はがん予防にたいへん効果的だといわれています。なかでもウォーキングやプールでの運動、ストレッチングなど、全身の筋肉を使い、うっすらと汗をかく程度の運動を週に3回くらい行うとよいようです。こうした生活習慣を守ることは大切ですが、あまり神経質にならず、「適度に」を心がけましょう。

免疫力を高めるための養生法

一般的に、次のような生活習慣が免疫力を高めるといわれています。

- よく笑う
- 食べすぎ、飲みすぎをさける
- 規則正しい生活
- 体を冷やさない
- 体を動かす

● あなたの養生法は？

_____

_____

_____

連絡先

病院の連絡先・相談先を記載しましょう。

名 前　　　　　　　　　　　　　tel.

名 前　　　　　　　　　　　　　tel.

名 前　　　　　　　　　　　　　tel.

名 前　　　　　　　　　　　　　tel.

名 前　　　　　　　　　　　　　tel.

名 前　　　　　　　　　　　　　tel.

名 前　　　　　　　　　　　　　tel.

名 前　　　　　　　　　　　　　tel.

4章 経済的・社会的なサポート制度

治療費用と公的医療保険

費用の内訳と保険の適用

　治療を受ける前に、ある程度、費用負担の見通しを立てておきたいものです。治療に伴う費用は、手術や化学療法など治療・検査代だけではなく、入院中の食事代や差額ベッド代、会社などに提出するための診断書代、さらには付き添いの家族の交通費・食費など、さまざまです。

　なかでも気にかかるのは、医療費です。例えば、乳がんの乳房温存手術費が約55万円、胃がん早期の腹腔鏡手術費が約110万円などと、医療費は非常に高額です。しかしこれらには、勤務者などが加入する健康保険や国民健康保険といった公的医療保険が適用されるため、病院の窓口では、私たちは限られた自己負担割合（かかった医療費の3割など）の費用を支払うだけで済みます。

　さらに、この自己負担が高額になった場合にも、負担を軽くする高額療養費（p164）というしくみが設けられています。

　ただ、治療に伴う費用のなかには、公的医療保険の対象にならないものもあります。そのため、費用を見積るときには、公的医療保険が適用される費用、適用されない費用を分けて考えましょう。

経済的・社会的なサポート制度

治療などにかかる費用の内訳

医療機関に支払う費用

● 一般的な医療費
診察費、検査費（血液検査、CTなどの画像検査、生検）、薬剤費、手術の治療費など

▶ ● 公的医療保険が適用される
保険が適用される一般的な診療では、医療費のうち自己負担割合分の費用だけを医療機関に支払う。費用が高額になった場合には、高額療養費の制度もある。

● 治療に伴う間接的な費用
入院時の食事療養費、特別な療養室の利用費（差額ベッド代）、診断書の作成費など

● 先進医療※を受ける際の費用
※公的医療保険が適用されない最新治療のうち、国が認めたもの。
悪性腫瘍における粒子線治療、強度変調放射線治療、未承認薬による治療など

▶ ● 公的医療保険は適用されない
全額自分で負担する。内容によっては、税金の医療費控除の対象になることもある。なお、こうした保険外のサービスや先進医療は、患者が同意して初めて実施される。また、民間の医療保険は、これらの費用を補ってくれることもあるが、商品によって保障内容が違うため、契約書をよく確認することが大切。

その他の費用

通院のための交通費、かつら代、入院時のパジャマなど日用品、お見舞い返し、付き添いの家族の交通費・食費、民間保険の保険料、健康食品・サプリメント代など

▶ ● 内容によっては、税金の医療費控除の対象になることもある。

# 医療費の負担を減らす高額療養費

自己負担限度額の目安

　一般の診察、治療、検査などにかかる医療費には、公的医療保険が適用されます。私たちは費用の一部を負担すればよいのですが、がん治療では、その負担額が高額になることもあります。このときに適用されるのが、高額療養費です。

　医療費の負担が重くなりすぎないよう、高額療養費では、窓口でひと月に支払う自己負担額に上限額を設けています。入院だけでなく通院でも、高額療養費は利用できます。

　上限額は、年齢や収入などによって異なりますが、70歳未満の一般的な収入の人ならば、ひと月に8〜9万円程度です。また、過去1年間に4回以上高額療養費に該当した場合は、4回目からは上限額がさらに引き下げられます。そのため、毎月50万円の医療費がかかった場合でも、自己負担額は1年間で約65万円となります。

　ただし、公的医療保険が適用されない差額ベッド代や、先進医療の費用などは、高額療養費の対象にはなりません。なお病院には、医療費について相談できる医療相談室などの窓口があります。心配なことがあるときは、早めに相談しておけば、窓口負担を減らすことができます。

経済的・社会的なサポート制度

高額療養費適用後の患者の自己負担額

● 70歳未満の場合

| 患者の窓口負担額 **3割** | → | 患者の自己負担限度額 | → | **高額療養費払戻しの申請をする** |
| 公的医療保険の適用 **7割** | | 自己負担限度額を超過した部分の費用は、公的医療保険から支払われる | | |

70歳未満の人の1カ月あたりの自己負担限度額

所得区分	自己負担限度額	年4回目以降の自己負担限度額
一般	80,100円＋（医療費総額－267,000円）×0.01（1％）	44,400円
低所得者 （生活保護受給者や、市区町村民税非課税世帯などの人）	35,400円	24,600円
上位所得者 （月収約53万円以上の人や、その被扶養者）	150,000円＋（医療費総額－500,000円）×0.01（1％）	83,400円

70歳以上の人の1カ月あたりの自己負担限度額

所得区分	外来（個人ごとに計算）	入院と、入院した月の外来・在宅（世帯単位で計算）
一般	12,000円	44,400円
低所得者1 市区町村民税非課税世帯や、生活保護受給者など	8,000円	15,000円
低所得者2 市区町村民税非課税世帯や、生活保護受給者で、一定の基準を満たしていない人など	8,000円	24,600円
現役並み所得者 （1人暮らしで年収383万円以上、夫婦2人暮らしで年収520万円以上の人）	44,000円	80,100円＋（医療費総額－267,000円）×0.01（1％） ※年4回目以降の該当の場合、自己負担限度額は44,400円

2010年1月末現在

入院費用の目安を計算してみましょう

　高額療養費は、ひと月（1日〜末日）単位で計算します。翌月にまたがる場合は、ひと月ずつに分けて計算してから合算します。なお、計算方法は、家族の医療費や、加入する公的医療保険の種類などによっても変わるため、入院費用の計算方法（p167）で求められる費用はあくまでも目安としてください。また、外来医療費も高額になれば、高額療養費の対象になりますが、その条件などについては加入保険団体の窓口か、医療機関の相談窓口に確認してください。

case 計算例　大腸がん手術で、2月1〜14日まで入院予定のAさん（50歳）の場合

- 大腸がんの手術費用（医療費総額）…150万円程度（全額保険適用）
- 1日7,000円の2人部屋に入室予定
- 健康保険（所得区分は一般）に加入。自己負担は3割

　Aさんの自己負担限度額は、p165の表から、**80,100円＋（医療費総額－267,000円）× 0.01（1%）**になります。ここに、手術費用150万円を入れて計算すると、Aさんの実際の自己負担限度額は80,100円に12,330円を足して92,430円となります。この額が、Aさんの医療費の自己負担額です。
　また、Aさんは、1日7,000円の部屋に、14日間入院する予定なので、部屋代と食事療養費は、**14日×（7,000円＋780円）**から、108,920円になります。そのため、Aさんの入院費用の目

安は、92,430円＋108,920円で、合計201,350円と算出されます。実際は、状態によって治療内容や入院期間なども変わるため、金額も多少異なります。

入院費用の計算方法 check

まず、下記の項目を確認します。

公的医療保険が適用される医療費の総額はいくらですか？	医療費総額 円程度 ❶
p165の表から、あなたに当てはまる自己負担限度額を探してください。❶の医療費総額を当てはめて、あなたの自己負担限度額を算出します。 ※ 70歳未満の低所得者、70歳以上の一般の人、低所得者は、p165の自己負担限度額が、そのまま「あなたの自己負担限度額」になります。	あなたの 自己負担限度額 円 ❷
入院時の1日の部屋代（差額ベッド代）はいくらですか？	円 ❸
入院期間はどれくらいですか？	日程度 ❹

次の式で、入院費用を概算を出してみましょう

1日の部屋代 ❸ （　　　　　　　　　　　円） 1日の食事療養費（　　　　　　780円）

×

入院期間 ❹　　　　　日

＋

あなたの自己負担限度額 ❷	円

＝

入院費用の目安	円

※ 過去1年間に4回以上高額療養費制度の適用を受けた場合は、4回目から、自己負担限度額が引き下げられる「多数該当」や、家族の高額な医療費も合わせる「世帯合算」というしくみもあります。

高額療養費制度の活用方法

　高額療養費を利用するためには、原則的に、自分が加入している公的医療保険の窓口で、申請の手続きが必要となります。通常は、医療機関で、窓口負担分（医療費総額の3割など）をいったん全額支払い、後で申請して、加入する保険から自己負担限度額を超えた分の費用の払い戻しを受けます。

　ただし、入院医療費については例外もあります。70歳以上の人は、手続きをしなくても、該当する場合には自動的に高額療養費が適用され、医療機関で限度額までを支払うだけで済みます。

　70歳未満の人についても、同様のしくみを利用できる方法があります。入院前に加入する公的医療保険の窓口に連絡し、「限度額適用認定証」の交付を受けるのです。医療機関での会計時に、この認定証を見せることで、限度額までの支払いとなります。立替払いなどを避けたい人は、入院が決まった時点で、早めに手続きをしておきましょう。もし、間に合わない場合でも、高額療養費で返還される金額を無利子で貸しつける制度などもあるので、公的医療保険の窓口に相談してみましょう。

> **POINT**
> 入院前に、加入する公的医療保険の窓口で、「限度額適用認定証」の交付を受けておくと、医療機関での会計時に限度額までの支払いとなります。

高額療養費の基本的な申請方法

check

■ 加入している公的医療保険の申請窓口(下表)に連絡して、書類を取り寄せる

※ 会社員の場合、会社で手続きをしてくれるところもあります。また、申請書を自動的に送付してくれる保険団体もありますが、事前に申請方法を確認したほうが安心です。

☐ あなたの加入保険の連絡先　tel

住所

■ 必要事項を記入し、申請書を送付する

必要事項を記入　　送付　年　　月　　日(　　)

医療費の領収書(またはコピー)の添付

※領収書は、税金の医療費控除などで必要になる場合があります。

■ 3カ月程度で払い戻される

公的医療保険(高額療養費払戻し)の申請窓口

保険の種類	主な加入者	窓口
健康保険 組合管掌健康保険 (組合健保)	会社員とその扶養家族	各健康保険組合
全国健康保険協会管掌 健康保険(協会けんぽ)	主に中小企業の会社員とその扶養家族	全国健康保険協会の各都道府県支部
共済組合	公務員や私立学校教職員などとその扶養家族	各共済組合
船員保険	船員とその扶養家族	全国健康保険協会 (船員保険部)
国民健康保険 市区町村国民 健康保険	自営業者や、75歳未満で他の保険に加入していない人など	各市区町村役所
国民健康保険組合	自営業者とその扶養家族	各国保組合
後期高齢者医療制度	75歳以上の高齢者	各都道府県の広域連合や市区町村窓口

2010年1月末現在

療養生活を支える制度

(利用対象者と内容について)

　治療費の軽減や、療養中の収入保障などを目的とした制度は、高額療養費の他にも設けられています。体力が低下したり、障害が残った場合に、サポートしてくれる社会的支援のしくみもあります。これらの制度を活用し、できる限り自分や家族の負担を軽くすることも、治療・療養を続けていくうえで重要なポイントです。どのような制度があるか、以下に紹介します（2010年1月末現在）。

医療費負担を軽くする制度

● 高額療養費 (p164)

主な利用対象者	公的医療保険に加入している人
問い合わせ先	各公的医療保険の窓口

高額療養費は、入院だけでなく外来医療費についても、条件が合えば適用されます。ただ、外来医療費の場合、国民健康保険以外では、適用の通知が送られてこないことが多いため、自分で確認する必要があります。1カ月の医療費の合計額が、自己負担上限額 (p165) を超えた場合は、高額療養費の対象になるか問い合わせてみましょう。

● 高額医療・高額介護合算制度

主な利用対象者	公的医療保険、介護保険をともに利用している人
問い合わせ先	各市区町村役所、各公的医療保険の窓口

経済的・社会的なサポート制度

1年間（毎年8月1日～翌年7月31日）にかかった医療費、介護費（いずれも保険適用される費用）の自己負担の合計額に上限を設け、その額を超えた部分については、申請をすれば払い戻される制度です。世帯全体でかかった、医療・介護費も対象に含まれる場合もあるので、計算方法は各窓口で確認してください。

● 医療費控除

主な利用対象者	税金を納めている人
問い合わせ先	各地方税務署

医療費が1年間（1月1日～12月31日）に一定額以上かかった人に対し、税金を一部控除する仕組みです。医療費控除の対象には、窓口負担や入院中の食事療養費、先進医療の費用なども含まれます。控除を受けるには、税務署で確定申告をしなければなりませんが、そのときに医療機関からの領収書が必要になるため、なくさないよう保管しておきましょう。

★ 医療費控除額（200万円まで）＝
（支払った医療費）－（高額療養費や民間保険などから補填された金額）
－10万円※　　※総所得額が200万円未満の場合、その5％の額

仕事を休んでいる時の収入を保障する制度

● 傷病手当金

主な利用対象者	会社員、公務員など （健康保険、共済組合、船員保険などの被保険者本人）
問い合わせ先	各公的医療保険の窓口

病気などで長期休職して給与が十分にもらえないときに、収入を保障する制度です。3日以上連続して欠勤した人に、4日目以降から支給されます。給料の3分の2程度の額が、最長で1年6カ月間支払われます。

収入が少ない人への減免・支援制度

● ひとり親家庭等医療費助成

主な利用対象者	母子、父子家庭の人
問い合わせ先	各市区町村役所

母親、父親などが、子どもを1人で育てている家庭で、所得が一定以下の場合、医療費、薬剤費等の一部が助成されます。原則として、子どもが18歳になった年の年度末まで受けられます。

● 限度額適用・標準負担額減額認定

主な利用対象者	所得が低い人（住民税非課税世帯）
問い合わせ先	各公的医療保険の窓口

入院医療費の自己負担限度額や、入院中の食事療養費を引き下げることで、住民税非課税世帯の人を支援する仕組みです。この制度を利用するには、事前に公的医療保険の窓口で手続きを行う必要があります。

● 生活保護

主な利用対象者	生活が困窮している世帯
問い合わせ先	福祉事務所、各町村役所

最低限度の生活を維持できないほど困窮している世帯に適用されます。医療扶助、介護扶助、教育扶助など、どのような費用を支給するかで種類が分かれます。事前に、福祉事務所のケースワーカーによる調査があります。

● 生活福祉資金貸付制度

主な利用対象者	低所得者、高齢者、障害者世帯
問い合わせ先	各市区町村の社会福祉協議会

一定の条件を満たす低所得者・障害者・高齢者世帯に対し、生活資金を貸し付け、経済的に支える制度です。生活支援費、一時生活再建費、福祉費などに分かれ、その種類や保証人の有無などによって、貸付利子は無利子から年3％程度までが設定されています。なお、病気療養中の生計を維持するための福祉費は、連帯保証人がいれば無利子で借りられます。

その他

● 小児慢性特定疾患治療研究事業による医療費助成

主な利用対象者	小児がんなど特定の疾患を持つ子どものいる家庭
問い合わせ先	お住まいの地域の保健所（健康福祉センター）

小児がんなど、治療が長期間にわたる子どもの特定慢性疾患について、医療費の窓口負担を減額する制度です。家庭の所得に応じて、助成額は変わります。

障害が残った場合のサポート制度

● 障害年金、障害手当金・一時金

主な利用対象者	病気などで障害が残った65歳未満の年金加入者
問い合わせ先	● 国民年金の加入者の場合 … 各市区町村役所 ● 厚生年金の加入者の場合 　… 職場を管轄する年金事務所 ● 共済年金の加入者の場合 … 各共済組合

病気などで障害が残り、日常生活や仕事に著しい支障を来すようになった場合に、公的年金を前倒しで支給する制度です。人工肛門の造設や咽頭部摘出を受けた人、また、がんにかかって上記の条件に当てはまる状態になった場合などに、利用できることがあります。

原則として、年金保険料を納めた期間が、加入期間の3分の2以上必要といった条件があるほか、加入する公的年金の種類によって、受けられる障害年金の内容や、条件が異なります。なお、身体障害者手帳とは、手続きが異なるので注意してください。

障害年金の支給対象にならない軽度の障害を負った加入者に対しても、厚生年金については障害手当金、共済年金では障害一時金という一時的な支援金が設けられています。

● 身体障害者手帳

主な利用対象	身体に障害が残った人
問い合わせ先	各市区町村役所、福祉事務所

身体に障害が残った人が、助成・支援を受けるための手帳です。障害の程度などによって1～6級に分けられ、級によって受けられる助成などが変わります。人工肛門や人工膀胱をつけたり、咽頭部を摘出した人なども対象になり、ストーマ装具 (p86、148) や会話補助装置なども給付・貸与されます。

助成・支援内容は、市区町村によって多少違いますが、日常生活用具などの支給・貸与、介護サービス、税金の減免、公共交通機関の運賃の割引などがあります。なお、1、2級の身体障害者手帳を持つ人などで、所得が一定以下の場合、医療費の窓口負担を軽減する「重度障害者(児)医療費助成事業」が利用できることもあります。各市区町村役所の窓口で、相談に応じてくれます。

経済的・社会的なサポート制度

check 利用できるサポートがあるか チェックしてみましょう

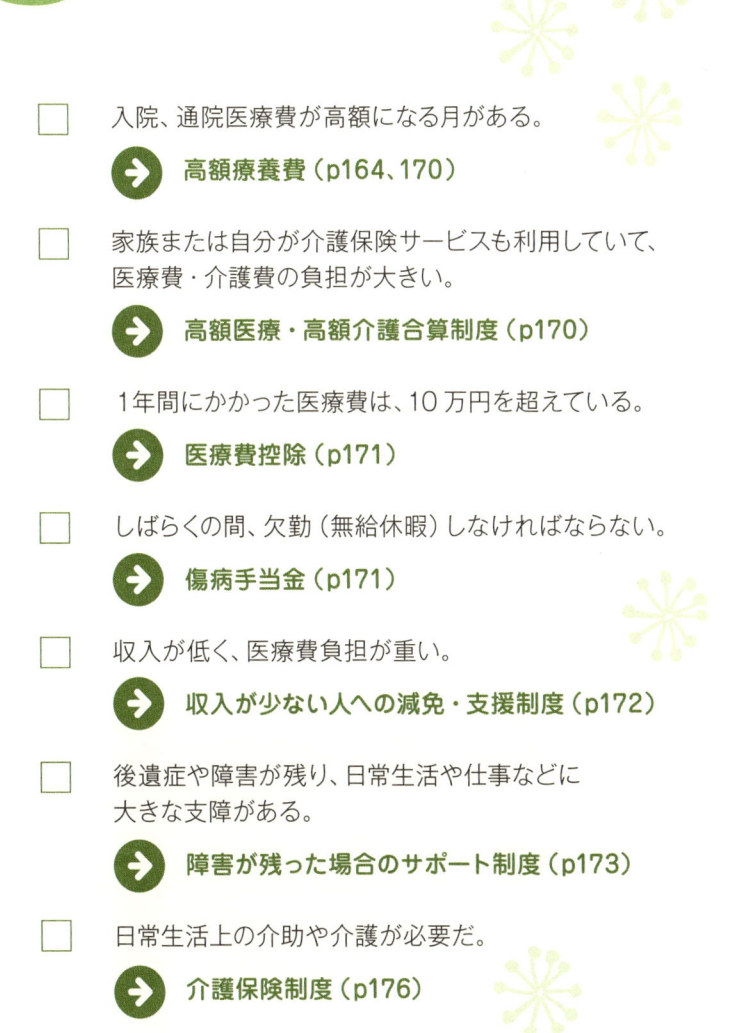

☐ 入院、通院医療費が高額になる月がある。

→ **高額療養費（p164、170）**

☐ 家族または自分が介護保険サービスも利用していて、医療費・介護費の負担が大きい。

→ **高額医療・高額介護合算制度（p170）**

☐ 1年間にかかった医療費は、10万円を超えている。

→ **医療費控除（p171）**

☐ しばらくの間、欠勤（無給休暇）しなければならない。

→ **傷病手当金（p171）**

☐ 収入が低く、医療費負担が重い。

→ **収入が少ない人への減免・支援制度（p172）**

☐ 後遺症や障害が残り、日常生活や仕事などに大きな支障がある。

→ **障害が残った場合のサポート制度（p173）**

☐ 日常生活上の介助や介護が必要だ。

→ **介護保険制度（p176）**

退院後に介護が必要な場合の介護保険の活用

(サービス内容や手続き方法)

介護保険サービスは、日常生活を送るうえで介護や手助け、見守りなど、支援が必要な人に対して、人的サービスや福祉用具などを提供する公的な制度です。

このサービスを利用できるのは、原則として65歳以上で体力が弱っている人です。ただし、40〜64歳までの人で、脳血管疾患や関節リウマチなど老化が関係する病気を持っていたり、末期がんの状態にある人も利用できます。

サービスの内容は、自宅での生活を支える居宅サービス(p177)と、介護施設などに入所して受ける施設サービスに分けられます。がんの治療後の療養生活においては、居宅サービスを利用するケースが多いことでしょう。

必要な用具や専門職のサポートが常に揃っていた入院中と異なり、自宅での生活では何かと不自由が生じがちです。退院後に介護など何らかの支援が必要だと感じたら、入院中に、病院の医療相談室などに相談して、介護保険の手続きを検討してもらいましょう。

介護保険の主な居宅サービス

● 自宅に訪問して行うサービス

訪問介護	ホームヘルパーが訪問し、調理、掃除などの家事の援助や食事、排泄、入浴など日常生活の介助、介護を行います。
訪問看護	看護師が訪問し、医師と連携をとりながら、体調や医療機器の管理・助言などを行います。
訪問入浴介護	入浴が困難な人に対し、簡易浴槽を積んだ移動入浴車などで訪問し、入浴サービスを提供します。
訪問リハビリテーション	看護師やリハビリスタッフが自宅に来て、リハビリの指導をします。
居宅療養管理指導	医師や歯科医師、薬剤師、栄養士などが訪問し、サポートします。ケアプランには組み込まれず、医師などの指示で行われます。

● 日帰りで利用するサービス

通所介護 （デイサービス）	デイサービスセンターなどへ通い、食事・入浴や、日常生活の支援、機能訓練などを受けます。
通所リハビリテーション（デイケア）	デイケアセンターや、介護老人保健施設、医療機関などに通い、リハビリテーションを受けます。

● 一時的に利用するサービス

短期入所生活介護・ 短期入所療養介護 （ショートステイ）	介護保険施設などに短期間入所するサービスです。家族の介護負担軽減の目的でも利用されます。

● 環境整備のためのサービス

福祉用具貸与	車椅子や電動介護ベッドなど、身体機能を補う福祉用具のレンタルを行っています。
福祉用具 購入費支給	腰掛便座、特殊尿器など、一部の福祉用具の購入費を支給します（上限額あり）。
住宅改修費支給	手すり取りつけなどの費用を支給します（上限額あり）。

介護保険の申請の手順

　介護保険サービスは、事前に「要介護度（介護がどの程度必要な状態か）」をはかる調査を受け、その必要性が認められた場合に初めて利用が可能になります。要介護度は、p179のような流れで、市区町村の介護認定審査会で判定されます。この要介護度によって、受けられるサービスの内容や量の上限も決められます。そのため、サービスを受ける前に、公的な機関である地域包括支援センターや、民間の居宅介護支援事業所に所属するケアマネジャー（介護支援専門員）に、ケアプラン（利用計画表）を作成してもらいます。

　ケアマネジャーは、ヘルパー事業所との連絡・調整も担当し、介護サービス利用を支援してくれますが、利用者側には費用はかかりません。訪問介護、訪問看護、通所リハビリといった介護サービスを実際に使った場合に、利用者はかかった費用の1割を負担します。

　なお、「非該当（サービスの対象外）」と認定された人でも、市区町村で設けている独自のサービスを利用できることもあるので、市区町村の福祉窓口や、お住まいの地域にある地域包括支援センターに問い合わせてみましょう。

経済的・社会的なサポート制度

check 介護保険の手続きの手順

■ 本人、家族が要介護認定の申請をする

☐ 市区町村の介護保険担当の窓口で申請します。

※ お住まいの地域を担当する地域包括支援センターなどでは、申請を代行してくれます。

■ 訪問調査（認定調査員の訪問、調査を受ける）　■ 主治医が意見書を作成

☐ 訪問の日時の連絡が入る。

☐ 市区町村の認定調査員が、自宅を訪問して心身状態について調査を行います。状態が変化しやすい場合、悪化したときはどのような状態なのかを、事前にメモしておき、調査員に伝えましょう。

■ 審査・認定を待つ

訪問調査に基づくコンピュータ判定の結果や、主治医からの意見書をもとに、市区町村の介護認定審査会で審査があり、要介護度が判定されます。

■ 要介護度の判定（以下いずれかの認定結果の通知が来る）

非該当	要支援 1、2	要介護 1〜5
介護保険サービスの対象外	介護保険の介護予防サービスの対象。事前に、地域包括支援センターで、予防ケアプランを作成してもらい、利用するサービスの事業者と契約します。施設サービスは利用できません。	介護保険の介護サービスの対象。事前に、居宅介護支援事業所に依頼して、ケアプランを作成してもらい、利用するサービスの事業者と契約します。居宅介護支援事業所は、自分で選択することができます。

契約している民間保険の確認事項

(確認するべきことと手続きの方法)

生命保険、損害保険の医療保険といった民間保険のなかには、がん治療に伴う費用を保障する商品もあります。治療や療養を続けるうえで、民間の保険会社から支払われる給付金や保険金は、生活の大きな助けになるでしょう。

とくに、入院時の差額ベッド代、先進医療費などには公的医療保険（p162）が適用されないため、費用がかさみがちです。何らかの民間保険に加入している方は、支払いの対象であるかを確認しましょう。

民間保険は、契約の基本となる"主契約"と、希望者が個々に上乗せする"特約"から成り立っています。医療関連の保障を主契約とするものとして、「医療保険」「がん保険」「特定（3大）疾病保障保険」が挙げられます。

一方、特約は、「個人年金保険」など、医療とは直接関係のない商品に上乗せされていることもあります。保険の支払い対象かどうかを確認する際は、特約の内容までしっかりと目を通しておきましょう。

☐ **加入している保険をすべて書き出してみましょう**

_____

_____

経済的・社会的なサポート制度

民間の保険の保障のしくみ

主契約
- **医療保険**（病気やけがを幅広く保障する）
- **がん保険**（がんについて保障する。契約90日後から保障開始されるので、その間にがんと診断された場合、契約は無効になる）
- **特定（3大）疾病保障保険**（がん、急性心筋梗塞、脳卒中が対象）

＋

特約
- 特定（3大）疾病保障特約 ● リビング・ニーズ特約
- 疾病入院特約 ● 成人病入院特約
- がん入院特約 ● 長期入院特約
- 退院後療養特約 ● 通院特約
- 先進医療特約など
- 女性疾病特約（女性特有のがんの場合）

自分が加入している保険の保障内容を確認しましょう

　民間の保険は、商品によって保障内容が大きく異なります。入院給付金と手術給付金など、一つの保険で複数の保障を受けられることも少なくないので、請求する側としては逆に複雑に感じるかもしれません。最近では、請求もれがないように、保険会社で確認してくれることもありますが、自分で内容を把握したうえで、保険会社に問い合わせたほうが確実です。保険証券や契約のしおりを用意して、p182～を見ながら、保障内容をチェックしましょう。

check 1 加入している保険が支払い対象になるかを確認する

■ 保険証券を見る

● 契約の基本内容を確認しましょう

- [ ] 保障期間の範囲内ですか？
- [ ] 病気にかかった人は、被保険者（保険の対象者）ですか？
- [ ] 診断されたがんは保障の対象ですか？
   ※ 該当するかどうかわからない場合は、電話で直接聞いてみましょう。

● あなたの病気が保険金の支払い対象になるか確認しましょう

⬇ なる場合 = ○、ならない場合 = × 印を書き入れてください。

- [ ] がん（特定の病気）と診断されたときの保障
- [ ] 入院費用の保障
- [ ] 手術・放射線治療費用の保障
- [ ] 先進医療の保障
- [ ] 退院療養の保障
- [ ] 通院治療費用の保障
- [ ] がんで死亡した場合の保障
- [ ] その他の保障

経済的・社会的なサポート制度

check 2 民間の保険金を請求する

■ **保険会社の指定の窓口に電話をする**

● **以下は、あなたの病気について、保険会社から質問される内容です。まとめておきましょう。**

☐ **問い合わせをする保険会社名／連絡先**

tel.

※ 保険金請求の連絡先は、保険証券、契約のしおりなどに記載されています。

☐ **保険の商品名と保険証券番号**

☐ **被保険者名**

☐ **支払い対象と思われる主契約・特約（保険金・給付金）**

☐ **病名**

☐ **入院日** 　　　年　　　月　　　日（　　）
☐ **手術日** 　　　年　　　月　　　日（　　）
☐ **退院日** 　　　年　　　月　　　日（　　）
☐ **手術を受けた場合の手術名**

■ 保険会社から保険金請求書類が届く

- [ ] 手続きの説明書
- [ ] 保険金請求書類一式
- [ ] その他

■ 請求書類を郵送する

- [ ] 保険金請求書類を記入する
- [ ] 必要書類の準備

● 入院・手術診断書は、担当医師に書いてもらいます。これらの書類は、保険会社に送付する前にコピーをとっておくと、後で確認する際に役立ちます。

■ 給付金・保険金が支払われる

保険会社に保険金請求書類が到着後、書類の不備や事実確認などがなければ、指定の口座に給付金・保険金が支払われます。

POINT

具体的な請求内容・方法がわからない場合は、保険会社の窓口に「加入している保険の商品名」「証券番号」「自分が受けた医療（入院・手術・通院など）」を伝え、「支払い対象になりますか？」と聞いてみましょう。

Column

　民間の保険会社では、がんの治療費用を保障する商品が増えています。また、保険にさまざまなサービスを付帯できるようになっています。

　生命保険会社アフラック（正式名称アメリカンファミリー生命保険会社）の商品、「アフラックのがん保険ƒ（フォルテ）」は、がんと診断されたときの一時金、入院、通院、手術の費用、先進医療費用などが保障対象となります。また、付帯サービスの一つである「プレミアサポート」では、がん患者専門のカウンセラーが訪問面談、電話相談により、患者さんや家族の心のケアや、病状の理解や治療の選択のアドバイスを行ったり、がん関連の専門医の紹介も行っています。

アフラック
http://www.aflac.co.jp/gan/index.html
- 商品に関するお問い合わせ　　0120-710-571
- 受付時間　月～金　　9：00～21：00
　　　　　　土・日・祝 9：00～18：00

知っておきたいがんの用語

あ

EBM（イービーエム）

「Evidence-based Medicine」の略。医師の経験や勘にだけ頼るのではなく、（エビデンス（p187）＝科学的根拠）に基づき、多くの人の治療による効果や安全性などの客観的な証拠を大事にして、患者の状況を配慮して医療にのぞむことです。

インフォームドコンセント

医師から治療方法などについて十分な説明を受けたうえで、患者が納得して同意することです。医師が手続き上、説明をして、患者が同意すると思われがちですが、患者が「納得」して、自ら決定して選択することに意義があります。医師は「説明する義務」があり、患者は、自由に質問をして「知る権利」をもっています。また「拒否する権利」もあり、同意を撤回することもできます。通常は、文書をもとに説明を受けたあと、同意の署名をします。

エストロゲン

主に卵巣から分泌される女性ホルモンで、卵胞ホルモンともいわれます。乳がんの中には、このエストロゲンやプロゲステロン（黄体ホルモン）が関係するものもあります。このようなホルモンの影響するタイプのがんの場合は、エストロゲンの分泌を抑えたり、ホルモン療法の適応となります。

X線検査（エックスせんけんさ）

X線を用いて体の透視図を得るもので、がんの画像診断で中心となっている検査方法。発見者の名前から「レントゲン検査」ともいわれます。検査に造影剤を使わずに

そのまま撮影する「単純撮影」と、より詳しい画像を得るために造影剤を使う「造影撮影」があります。

エビデンス

一言でいうと科学的根拠や証拠。より詳しくいうと、治療方法や薬剤、検査方法など、医療全般について、それが効果や安全性などでよいと判断される証拠のことです。この「エビデンス」に基づく医療が近年重視されています。

MRI検査（エムアールアイけんさ）

磁気を使って身体の中の詳しい画像を断面図であらわす検査で「磁気共鳴断層撮影」の略です。同じように画像で身体の断面図をあらわす検査として「CT検査」(p197)があり、MRI検査のほうがすべて優れていると思われる傾向がありますが、それぞれに長所と短所、適している検査などがあります。MRI検査は、脳梗塞や脳腫瘍、血管の異常などの検査に向いている、さまざまな角度からの断層像が得られるというメリットがある一方、心臓ペースメーカーをつけている人や閉所恐怖症の人には適しません。

遠隔転移（えんかくてんい）

最初にがんができた臓器とは異なり、別の場所で同じがんの細胞が発見されることです。がんの種類によって異なりますが、肺や肝臓、脳、骨などに転移 (p205) することが多くみられます。

延命（えんめい）

人の寿命、生きる期間を延ばすことです。近年、医学の進歩によって、呼吸器等の機器によって人工的に命を延ばすことが可能となりましたが、尊厳ある生やQOL (p192)という視点から「延命措置」の是非が取り沙汰されています。

オンコロジー

がんを研究する「腫瘍学」のことです。アメリカでは、「腫瘍内科」を意味しますが、日本では幅広く「がん全般」を意味しており、「サイコ・オンコロジー（精神腫瘍学）」「オンコロジー・ナース（がん専門看護師）」などの言葉もあります。

温熱療法（おんねつりょうほう）

がん細胞は正常細胞に比べて熱に弱いという性質を利用して、加温することでがん細胞を攻撃する治療方法。全身を加温する「全身温熱療法」と、がんとその周辺を加温する「局所温熱療法」があります。主に行われている局所温熱療法は、一般に、超音波やマイクロ波などを対外から集中照射するという方法で行いますが、食道や子宮がんの場合には管腔部（空間のある場所）に器具を入れて加温したり、がん組織内に電極針を入れて加温する方法もあります。

加温のがんに対する効果は、摂氏41度以上で得られ、43度以上でがん細胞を攻撃できるといわれています。また、温熱療法は、単独で使われるのではなく、放射線や抗がん剤との併用によって効果を高めることを目的に行われます。

か

ガイドライン

治療実績などをふまえた、科学的に信頼できる診断や治療の基準をまとめた指針です。日本では、厚生労働省や各学会がガイドラインの作成を行っています。がんの場合、「胃癌治療ガイドライン」「肺癌診療ガイドライン」「食道癌治療ガイドライン」「乳癌診療ガイドライン」など

があり、医師向けだけでなく患者向けのものもあります。ただ、ガイドラインは標準を示すもので、すべての患者に画一的な治療をすすめるわけではありません。

化学療法（かがくりょうほう）

がんの三大療法（p197）のひとつで、抗がん剤（p195）を使ってがん細胞の増殖を抑えたり、がん細胞を破壊する治療方法です。手術療法（p198）や放射線療法（p210）と組み合わせて行われることが多く、これを集学的治療（p198）といいます。化学療法は、手術ができない人のための治療と思われたり、放射線治療のことをさすという誤解もあります。薬剤の種類によっては、吐き気や脱毛などの副作用があらわれることがあります。

合併症（がっぺいしょう）

ある病気が原因となって他の病気が起こる、または、検査や手術、治療後に起こった病気を合併症と呼ぶこともあります。たとえば、消化器の手術後に腸が癒着して腸閉塞が起こるなどの状態があります。

がん遺伝子（がんいでんし）

ヒトには、約60兆個の細胞があり、それぞれの中に設計図ともいえる遺伝子があります。その遺伝子の中で、がんと深い関わりのあるものとして、細胞のがん化を促進する「がん遺伝子」と、逆に細胞のがん化を抑制する「がん抑制遺伝子」（p191）があります。通常、この二つの遺伝子は、がん化を促進したり抑制したりと調和を保ちながら、正常細胞を増殖しています。

ところが、さまざまな要因でどちらかの遺伝子に異常が起こると、がん化細胞が増殖してがんの発生へと進んでしまうのです。現在、がん遺伝子は約20種がわかっており、がん診療に活かすための研究が推進されています。

そのひとつとして、遺伝子を調べることによってがん診断の精度を高め、治療効果を上げると期待されている「遺伝子診断」があります。

寛解（かんかい）

症状が一時的に、または永続的に落ち着いて安定した状態をいいます。がんが完全に消えた状態を「完全寛解」、がんの病変が縮小して症状が軽減した場合は「部分寛解」といわれます。病気が完全に治癒したと思いがちですが、再発しないで治癒することも再発する場合もあるので、主治医の説明が明確でないときは、どちらの側面が強いのか、尋ねてみましょう。

がん拠点病院（がんきょてんびょういん）

正確には「がん診療連携拠点病院」といいます。「がん対策基本法」（2006年制定）に基づいて厚生労働省が指定した「都道府県拠点病院47、都道府県内を分けた二次医療圏に1カ所の地域拠点病院304、合計351施設」をさします。目的は、がん医療の地域格差をなくし、全国どこでも一定のレベル以上の質の高いがん医療を提供することです。指定の施設では、化学療法（p189）、緩和ケア（p191）、セカンドオピニオン（p201）、標準治療（p208）などが提供できて、病診連携の体制があります。

がん対策基本法（がんたいさくきほんほう）

がんは、1981年以降、日本人の死亡原因のトップを占め、年間34万人を超える人ががんで亡くなっています。このような状況をふまえて、がんの罹患率（p213）と死亡率の激減を実現するために、2006年6月に「がん対策基本法」が成立しました（2007年4月施行）。

基本法では、「地域に関係なく、等しく適切な医療が受けられる」「本人の意向を十分に尊重し、治療方法などが

選択できる体制を整備する」などを基本理念として、国や地方自治体、医師、国民などそれぞれの責務を明らかにしています。また、個別目標として、がん検診の受診率をあげる、治療早期から緩和ケアを導入する、放射線治療や抗がん剤治療の充実と専門家の育成なども挙げられています。

がん登録（がんとうろく）

　がん患者を対象として、診療をはじめとした情報をもとに、事前に定めた項目について情報を収集・整理して、集計・解析を行い、がん医療や対策を支援・評価するために役立てる活動をさします。日本では、現在、地域のがん登録、院内のがん登録、全国臓器別がん登録が行われています。

がん抑制遺伝子（がんよくせいいでんし）

　発がんを抑制する素因で、その機能をもつタンパク質（がん抑制タンパク質）をプログラムする「がん抑制遺伝子」の存在が明らかになっています。細胞のがん化を促進する機能をもつがん遺伝子が発見されたことによって、逆に発がんを抑制する遺伝子の存在が推測され、1986年にがん抑制遺伝子として「Ｒｂ遺伝子」が同定されました。次いで「p53遺伝子」が同定され、その後約30種類のがん抑制遺伝子がわかっていますが、「p53」は、現在最も重要視されています。

緩和ケア（かんわケア）

　がんなど生命を脅かす病気によって起こる痛みやさまざまな苦痛症状をコントロールすることです。病気からくる身体的な痛みだけでなく、心理社会的問題、スピリチュアルな問題に対しても対処することが大事といわれます。「緩和ケア」というと、治癒（p205）の見込みのない人に

対して行われる医療と思われる傾向がありますが、WHOでは「疾患の早期より」と新しく定義され、日本でも、がん治療の現場では、がんの初期段階からの緩和ケア実施がすすめられています。

既往歴 (きおうれき)

過去にかかったことのある病気をはじめ、健康状態の変遷や薬の副作用、妊娠・出産の経験、輸血の有無など、健康に関連した事柄。それによって、治療方法が適しているかどうか、薬の使用の是非なども判断する材料となります。医師にとって、患者自身が伝える既往歴は貴重な医療情報となります。

機能温存 (きのうおんぞん)

できるだけ、臓器や組織の働きを損なわずに、機能を残す治療。機能温存術として、内視鏡切除、縮小切除などがあり、切除の範囲を少なくしたり神経を残すことなどで可能になります。代表的な温存術に、乳がんの「乳房温存術（乳房のふくらみを残すこと。乳がんの手術では、現在、温存術が主流になっています）」、直腸がんの「括約筋温存術（自然排便の機能を残すこと）」、胃がんの「幽門保存胃切除術（幽門部を残すこと）」などがあります。

QOL (キューオーエル)

「Quality of Life」の略で「生命の質」「生活の質」という意味です。その人が自身で納得できる生活の質を保つことが大切ですが、病気や治療の副作用などによって、身体的にも精神的にも生活の質に変化が起きることがあります。ときには、日常生活に支障を来し、生活の質が低下してしまうこともあります。治療の選択には、このような生活の質を考慮することが大切なのです。

局所再発（きょくしょさいはつ）

最初にがんができた場所の近くに、再びがんが見つかることです。病気が治ったように思われても、がん細胞がごくわずかでも残っていたり、周囲に広がっていたりすると、いったんは完治したように思えても、時間をおいてから再び発見されることがあります。

禁忌（きんき）

医療用語としては、病気が悪化するなど、危険な状態になることが予測されることから、行ってはいけない治療や薬剤の使用を意味します。たとえ効果が実証されている治療方法でも、その人の体質や既往歴（p192）によって症状があらわれることもあります。そのため、薬剤の組み合わせや治療方法において、禁忌のルールが定められています。

クリティカルパス

入院の際、退院までの診療内容や治療の進め方などをわかりやすく、図表で示した計画表のことで「クリニカルパス」ともいわれます。入院中、いつどのような検査や治療を行うのかといったスケジュール、食事や投薬の注意点などが記され、医療者チームも同様の計画表をみて患者の治療やケアを行います。患者と医師が情報を共有するための大事なツールとなるものです。

血中濃度（けっちゅうのうど）

薬剤が血液中に存在する濃度のことで、投薬治療の場合は、薬の成分の濃度が一定レベルに達しないと効果があらわれません。ただし、一定レベルを超えた状態が長時間にわたって続くと、副作用が出現します。そのため、薬剤は血中濃度を見ながら、どの程度の分量を用いればよいか定められています。

原発巣 (げんぱつそう)

　最初にがんが発生した場所にある「がんのかたまり」のこと。がん細胞は、発がん遺伝子が傷つくことで発生し、分裂・増殖してかたまりをつくります。さらに周囲のリンパ節などへ広がり、血液やリンパ液中を流れて別の場所で新たなかたまりをつくる、というプロセスで広がっていきます。治療を進めるためには、最初に発生した原発巣を見極めることが大事な要素となります。

高額療養費 (こうがくりょうようひ)

　保険診療での患者の一部負担金が同一医療機関内で1ヵ月間（同月内）に一定額を超える場合、それを超えた額が払い戻される制度があります。つまり、患者が支払う負担金の上限が設けられており、超過額は公的医療保険から給付されるのですが、そのしくみを「高額療養費（制度）」といいます。

　1ヵ月あたりの自己負担額の上限は、70歳未満と70歳以上に分けられて、それぞれ所得区分に応じて定められています。なお、保険適用外で患者の実費負担となる「入院食事療養費」や高度先進医療などに関わる自己負担金などは対象外です。

効果判定 (こうかはんてい)

　その治療ががんにどの程度効きめがあるのか、効果を判定することです。判定の尺度として、抗がん剤 (p195) や放射線療法 (p210) の場合はＣＴ検査 (p197) や超音波検査、内視鏡検査 (p206) などによって、がんのかたまりがどの程度縮小したかを測って判定します。また、胃がんや大腸がん、肝臓がんなどは、米国国立がん研究所が作った国際判定基準に基づいて判定されます。

抗がん剤（こうがんざい）

　化学療法（p189）で用いる薬剤で、がんの増殖を抑えて、がんを死滅させる効果があります。がん細胞に直接作用し、攻撃されたがん細胞は回復することができないという効果の高い治療方法ですが、一方で正常細胞にも影響を及ぼし、脱毛や吐き気などの副作用（p209）があらわれます。

　現在使われている抗がん剤は、約100種類あり、その中の分子標的治療薬（p209）は、「正常な細胞に影響を及ぼし副作用があらわれる」という抗がん剤の弱点を克服し、がん細胞だけを攻撃する薬として開発が進められ、期待が集まっています。

告知（こくち）

　病名や病状に関して医師が患者に知らせ伝えること。かつて、がんが不治の病といわれていた時代は、患者に与える精神的ショックを考えて控えることが多かったのですが、治癒（p205）率が高まったことや、患者の知る権利と治療方法の選択の自己決定権が提唱されるようになり、がんを告知することは一般化しています。患者が自ら積極的に治療を選択して、がんと向き合うためには重要なことですが、告知の方法や告知前後のフォローなどの課題も大きいのが現状です。

5年生存率（ごねんせいぞんりつ）

　がんの再発は5年以内に生じることが多く、一般的に、5年を経ても再発（p199）しなければ治癒（p205）したとみなされます。「5年生存」が治癒の目的とみられ、がん治療の成績をあらわす指標にもなっています。

根治手術（こんちしゅじゅつ）

　がんを完全に治すことをめざして行う手術です。がんは

周囲の組織にも広がっている可能性があり、がんのかたまりを完全に切除するため、幅広く切り取ります。治癒手術、完全切除ともいわれます。がんの大きさや状態によって、定型手術（標準術式）の範囲より大きく切除する「拡大手術」、術後のＱＯＬ（p192）を考えて切除範囲をできるだけ少なくする「縮小手術」が行われます。

さ

在宅ケア（ざいたくケア）

住み慣れた自宅で治療を受けながら生活すること。慣れ親しんだ地域で、家族とともに過ごしながら治療や緩和ケアを受けたいというニーズが高まっています。さまざまなアンケート調査でも、日本人の約半数が、がんの終末期を慣れ親しんだ自宅や地域で過ごすことを望んでいるという結果が報告されています。

近年、在宅ケアが推進され、介護保険の導入もあり、がん患者も訪問介護やデイケアなどを利用できるようになりました（40歳以上の末期がん患者の在宅療養には、調査の後、介護保険が適用になります）。ただし、スタッフや施設数が十分でないことや地域格差など、課題も少なくありません。

再燃（さいねん）

再燃とは、病気が完全に治ったわけではなく（治療中）、病状・症状がいったん治まった後に同じような病状・症状があらわれることです。

再発（さいはつ）

再発とは、病気が治まった後に再び同じ病気が起こってくること。がんの場合、手術などによって治癒（p205）した後、同じところに同じ種類のがんがあらわれた場合、再発がんといいます。他の臓器や組織にあらわれるのは転移（p205）といい、たとえば肝臓に転移した場合は「転

移性肝臓がん」といいます。

　病気が短期間であらわれることを再燃 (p196) ということもありますが、がんは 2 〜 3 ヵ月で再発するケースもあり、再燃と再発の区別が明確にしにくい病気です。

細胞診検査（さいぼうしんけんさ）

　がんが疑われる部位の細胞を採取して、がんの有無や悪性・良性の度合いなどをみる検査です。病理検査 (p208) のひとつで、がんと判断できる細胞がひとつでもあると「がん」と診断されます。ただし、細胞診より生体組織から調べる「組織診検査」のほうが診断能力は高く、最終的ながんの診断は生検 (p201) によって確定します。

三大療法（さんだいりょうほう）

　現在、日本でのがん治療の主流「手術療法 (p198)」「化学療法（抗がん剤など）(p189)」「放射線療法 (p210)」を三大療法といいます。一般的には、「手術をした上で化学療法を行う」など、複数の治療方法を組み合わせた集学的治療 (p198) を行うことが多くなっています。

ＣＴ検査（シーティーけんさ）

　「Computed Tomgraphy」の略で、X線を使って体の断面図を画像化するコンピュータ断層撮影検査のことです。病気の診断や進行状態を見るために行う検査で、とくに肺や肝臓などのがんの診断に有用といわれています。3次元の立体画像が得られる「ヘリカルＣＴ検査」が登場し、肺がんの生存率 (p201) を向上させるのではないかと期待されています。

自覚症状（じかくしょうじょう）

その人自身が自分の身体に異常を感じる症状。違和感や不快感、不安感なども含まれるため、検査などでは確認できないものもあります。一方、検査や画像などで客観的に確認できる症状は他覚所見といいます。がん特有の症状というわけではありませんが、しこりや腫れ、出血や痛みなどの症状があるときは受診・検査をしたほうがよいでしょう。

支持療法（しじりょうほう）

抗がん剤（p195）治療による副作用（p209）の対策で、副作用を抑制したり改善するために行うこと。たとえば、代表的な副作用の吐き気には吐き気を止める薬、感染に対しては抗生物質などが用いられます。

集学的治療（しゅうがくてきちりょう）

手術をした上で抗がん剤（p195）治療や放射線療法（p210）を行うなど、いくつかの異なる治療方法を組み合わせて行う総合的な治療のことです。進行がんの場合、単独の治療ではその効果に限界があり、複数の治療を併用することで治療効果を上げることをめざします。なお、集学的治療を行うときは、さまざまな医療スタッフによって治療・ケアをする「チーム医療」がとられます。

手術療法（しゅじゅつりょうほう）

患部に対して、メスまたはそれに準じた手段を用いて切除や摘出などの手術を行うことです。手術療法は、根治（p195）をめざして行われます。早期がんの多くは、内視鏡切除、縮小手術、定型手術などの切除によって治します。

術後補助療法（じゅつごほじょりょうほう）

手術後に起こる転移（p205）や再発（p196）の予防のために行う補完的な療法です。たとえ、がんの根絶をめざして根治手術（p195）をしても、目に見えないがん細胞が残っている可能性もあります。そこで、手術後に抗がん剤（p195）を使ったり、ホルモン療法（p211）や放射線療法（p210）を行います。乳がんや大腸がんなどは、術後の抗がん剤の治療効果が確認されています。

腫瘍（しゅよう）

細胞が異常に増殖してかたまりになったもの。周囲を壊しながら他の臓器に広がったり、転移（p205）したりする「悪性腫瘍」と、その場だけにとどまる「良性腫瘍」があり、悪性腫瘍のことをがんといいます。良性の場合、通常、転移する心配はなく放っておいてよいのですが、脳にできる腫瘍は良性でも手術が必要です。

腫瘍というと「がん」だと思ったり、「良性腫瘍でもいずれがんになる」、または「絶対がんにならない」などと誤解される方も多いようです。

腫瘍マーカー（しゅようマーカー）

がん細胞などによって刺激を受けた組織が特別に作り出す物質（主にたんぱく質、がん遺伝子も含まれます）のことで、がんがあるかどうか、がんの大きさや広がりの変化を知る目安となります。

腫瘍マーカーは検査に使う試薬と思ったり、正常値だからがんが治った、数値が高いからがんが進行しているなどという誤解が少なくありません。腫瘍マーカーは個人差があり、がん以外の病気でも高くなることがあります。

食前服用（しょくぜんふくよう）

薬を飲むときの用法で、食事をする30分から1時間前

に薬を飲むこと。胃に食物があると十分に吸収されないなど、薬の効果をふまえての飲み方です。

食間服用（しょっかんふくよう）

食前服用と同様、薬を飲むときの用法で、食事と食事の間、通常食事のあと2時間ほど経って飲むことをいいます。食事の間、ちょうど中間で飲むことではありません。

神経ブロック（しんけいブロック）

がんによる痛み、また手術後の痛みを取り除く治療のこと。がん患者の多くは、身体の2カ所以上にがんに伴う痛み（疼痛（p206）、がん性疼痛）を感じるため、がんの痛み対策として全身におよぶ鎮痛治療を行います。ただ、局所的に痛みがある場合は、局所に麻酔薬を注入したり、外部から鎮痛薬をチューブで注入する、レーザー照射などの「神経ブロック」という方法をとります。神経ブロックは、胃がん、すい臓がん、乳がん、直腸がん、膀胱がんなどに使うことができます。

進行がん（しんこうがん）

手術などで切除することがむずかしい状態のがん、または早期がん（p202）に比べてがんが進んだ状態をいうこともあります。ただ、がんの種類によって、早期がんも進行がんも定義が異なり、一般に、別の臓器に広がったり転移（p205）している場合に進行がんといわれます。

浸潤（しんじゅん）

がんが、周囲の組織に水が染み込むように入って広がること。たとえば、たちが悪いがんといわれるスキルス胃がんの場合、短い間に胃全体へ、そして粘膜の下層以上に浸潤していきます。

なお、がん以外にも、白血球やリンパ球が炎症部位に

集まることを浸潤といいますが、これは、がんの浸潤とは異なります。

ストーマ

直腸や膀胱のがんなどで切除したとき、腹部に便を排泄するために設けられた排泄口のことで、「人工肛門」「人工膀胱」などともいわれます。ストーマをもつ人をオストメイトといいます。

生検（せいけん）

体の組織の一部を針などで採って、顕微鏡などで調べる検査。病理組織検査、組織診検査ともいわれ、針で組織を採る場合は針生検ともいいます。細胞レベルではなく、構造をもつ組織の検査のため、精度が高く、がんの最終的な診断のために重要な検査とみられています。

生存率（せいぞんりつ）

がんと診断されて一定期間に治療を受けた人の中で、どの程度の人が生存しているかをあらわす数値で、がんの治療成績を示す指標となっています。主に「5年生存率」(p195)がいわれますが、がんの種類によって「1年生存率」「10年生存率」も使われます。

なお、これは統計的な平均値をあらわすもので、その人の状況によって異なりますから、こだわりすぎないほうがよいでしょう。

セカンドオピニオン

主治医以外の医師に、治療方針や病状などに関する見解を聞くことです。自分に適した医療を自己決定する上で他の専門医の意見は参考になり、大事な要素です。近年は、ニーズが高まり、「セカンドオピニオン外来」を設置する医療機関も増えています。

セカンドオピニオンを受けた医療機関で治療を受けられる、または転院すると思う人が多いのですが、あくまで意見を聞くことであり、その病院では検査も診察もしません。転院する場合は、その手続きや手順が必要です。

診察のとき、病状や治療方法の説明を受けて、患者・家族が治療方法の選択に迷ったときなどに、患者・家族からセカンドオピニオンを申し出たり、逆に主治医が「セカンドオピニオンを受けてもよいですよ」とすすめることもあります。主治医の説明を受けて、治療方法を選択するまでのプロセスでよく使われる言葉です。

早期がん（そうきがん）

がんの進行過程でもっとも早い段階のがんをいいます。ただ、きちんとした定義は臓器ごとに異なり、一般的にごく小さながん、浸潤（p200）していないがん、などと、とらえられています。初期がんといってもよく、進行がんに対する言葉として使われます。

奏効率（そうこうりつ）

治療の効果があらわれることを「奏効」といい、その割合が「奏効率」です。同じ治療を受けた患者の経過を継続的に観察し、たとえば、がんが縮小したケースが全体の中でどのくらいの割合でいるのか、といった数値を示したものです。治療の効果を示す指標として用いられ、寛解（p190）ともいわれます。

た

対症療法（たいしょうりょうほう）

病気や症状の原因そのものを治療する（原因療法といいます）のではなく、病気によって起こる症状を改善したり、やわらげる治療のことをいいます。たとえば痛みや吐き気などが生じた場合、鎮痛薬や吐き気止めの薬を用います。

耐性（たいせい）

ある治療や薬剤を用いて、最初は効果が上がっていても、何度も繰り返している間に効きにくくなることがあります。それは治療や薬に対して、身体が慣れてきているためで、このような状態を「耐性」といいます。耐性が起こる要因としては、患者の身体の中で薬剤が代謝されやすくなっている、またがん細胞自体の性質が変わって薬剤の作用が効きにくくなっていることなどがあげられます。

代替療法（だいたいりょうほう）

一般的には、通常の西洋医学とみなされていない治療・医療をさします。正式には、「補完代替医療」ともいい、鍼灸、インド医学のアーユルベーダ、自然食やサプリメント、健康食品など、がんに効くとされるものが多種多様にあります。それらの有効性は、実証されているわけではなく、がん治療のためというより、免疫力を上げたり精神面への効果をもたらすという位置づけで考えられています。

多剤併用療法（たざいへいようりょうほう）

いくつかの薬剤を組み合わせて治療をすること。治療効果を高めたり、副作用（p209）を減らすことをめざした方法です。この療法を行う場合には、それぞれの薬ががんに有効、併用によって相乗効果がある、副作用が重複しないなどの基本原則があります。

多発がん／多重がん（たはつがん／たじゅうがん）

同じ臓器に同じ種類のがんが複数発生するのが「多発がん」、ひとりの人に異なるがんが発生するのが「多重がん」で「重複がん」ともいわれます。多重がんは、共通の危険因子をもつがんの組み合わせ、たとえば、喫煙によって、喉頭がんと肺がんの多重がんにかかるというようなケースがみられます。

がん罹患率（p213）の統計では、多重がんは別個のがんとして、多発がんは個数に関係なくひとつのがんとして集計されます。

ダンピング症候群（ダンピングしょうこうぐん）

胃の切除手術をした人が食後に起こる腹痛や動悸、冷や汗、めまい、倦怠感、脱力感などの症状のこと。食後にすぐあらわれる早期ダンピング症候群と2〜3時間たってあらわれる後期ダンピング症候群があります。対処方法として、低糖質・高たんぱく、適度な脂肪の食事で水分を少なくする、少量で多くの回数にするなどの食事療法が中心で、ケースに応じて薬を用います。近年は、胃の幽門部を切除しない術式が行われるようになり、ダンピング症候群を軽減することも可能になりました。

治験（ちけん）

新しい薬の開発や認可を得るために、人体での効果や安全性を調べる診療の場での試験です。新薬や治療方法の有効性や安全性を調べるために人間を対象として試験研究することを「臨床試験」（p213）といいますが、新薬の厚生労働省による承認を目的としたものが「治験」です。なお、患者へのインフォームドコンセント（p186）と患者の自己決定が条件になっており、実施基準も規定されています。

試しに治療すること、効果や安全性がわからないものを人体実験する、無料で体験できる、などと誤解する方もいますが違います。

治癒（ちゆ）

病気やけががよくなって完全に治ること。いったん治まっても再び病状・症状があらわれたり、発生することがあります（再発 (p196)、再燃 (p196)）。がんの場合もそういった再発・再燃や転移 (p205) が起こることがあります。それらの再発・再燃・転移が起こらず、回復したと判断されたときに「治癒」といい、がんの場合は治療後5年を過ぎると再発しないといわれるため、「5年生存率」(p195) を治癒の目安としています。

適応障害（てきおうしょうがい）

精神的ストレスによって日常生活や社会生活に支障が起きている状態です。がん告知をはじめ診断後の治療の過程でも、不安や恐怖、経済的な問題などの悩みを抱え、多大な精神的ストレスを受けるものです。精神疾患の一種、ストレス障害と位置づけられています。

摘出（てきしゅつ）

患部を切り取って組織を取り出すこと。がんの場合、手術療法 (p198) によって、がんのかたまりや周囲のリンパ節などを切除して取り出します。取り出した組織は、進行度合いや性質を調べるために「病理検査」(p208) を行います。

転移（てんい）

がんが他の臓器や組織に飛び火するのが「転移」で、転移したところでがん細胞は増殖し、新たなかたまりを作り始めます。がんの種類によって転移しやすい場所は異なりますが、主に血液やリンパ液の流れに乗ったり、腹腔や胸腔内で散らばることで起こります。

転移抑制薬（てんいよくせいやく）

がんの転移 (p205) を抑える抗がん剤 (p195) のことです。がん細胞が増殖して浸潤 (p200) し、他の臓器や組織に転移していくという過程の中で、どこかの段階で転移しないように阻止することを目的として、転移抑制薬の研究・開発が進んでいます。

疼痛（とうつう）

がんによる痛みを「がん性疼痛」といいます。がんそのものによって起こる痛み、治療が原因で起こる痛み、がんの影響によって起こる痛みなど、原因はさまざまですが、進行がんでは約半数の人が痛みをもっているといわれています。

痛みへの対策は、QOL (p192) を確保するためにも重要な課題で、WHOではがん性疼痛の標準治療 (p208) である「WHO方式がん疼痛治療法」を提唱しています。今日、身体的な痛みの多くは鎮痛薬などによって緩和されるようになりましたが、薬では癒せない精神面へのケアが大事な課題になっています。

な

内視鏡検査（ないしきょうけんさ）

超小型のカメラをつけた細い管を体内に入れて、臓器粘膜の画像をモニターで観察しながら行う精密検査。また、内視鏡を使って、病理検査 (p208) のために組織を採ることなどもできます。胃の内視鏡は「胃カメラ」といわれて定着しています。

内視鏡治療（ないしきょうちりょう）

内視鏡を活用した治療方法のこと。内視鏡は検査から治療へと応用範囲が広がり、今日では早期消化管がんの根治手術 (p195) にも用いられ、開腹しなくてもがんの切除ができるようになりました。ただし、リンパ節転移が

ない早期のがんであること、一度に切除できる大きさと部位にあるがんであることなどが対象となります。

肉腫（にくしゅ）

筋肉や神経組織、骨など、上皮細胞以外に発生する腫瘍のことです。がんを生み出す組織細胞の種類によってがんの分類がされており（「組織型分類」といいます）、臓器の外側および内側の表面をおおっている上皮細胞から生じるものを「がん腫」、上皮細胞以外から生じたものを「肉腫」といいます。なお、がんの9割以上ががん腫です。

は

発がん物質（はつがんぶっしつ）

人間や動物において、がんを誘発する、がん発生率を増加させる、または、正常な細胞にダメージを与えてがん細胞に変化させる作用のある物質のこと。がんの発症は、その人自身の中にある遺伝的要因とともに、発がん物質や生活環境などの外的要因も大きな位置を占めています。よく知られている発がん物質には、魚や肉の焼け焦げ部分にあるトリプ P-1、かび毒、肉類に含まれるニトロソ化合物があります。

病期分類（びょうきぶんるい）

どの程度がんが進んでいるのか、病気の進行度を判定する基準を「病気分類」といいます。「ステージはⅡ期」などといわれることがありますが、「ステージ」とは「病期」のことです。

国際的に使われているのは、国際対がん連合（UICC）が採用している「TNM分類」をベースに0期から4期までに大きく分けられ、臓器別に詳しい基準が定められています。また、日本では「癌取扱い規約」（臓器別に学会や研究会によって編集された小冊子で、主要ながんについて20を超える取扱い規約がある）による分類も使われ

ることがあります。

標準治療（ひょうじゅんちりょう）

治療の有効性が最も高く、安全性が広く認められている治療のこと。国内外で行われた臨床試験（p213）によって得られた信頼できるデータをもとにした治療方法です。ただし、すべてに標準治療があるわけではなく、現在は胃がん、大腸がん、肺がん、肝がん、乳がん、脳腫瘍など、患者数が多いがんに対して設けられ、各医学会が編集する「治療ガイドライン」に標準治療が示されています。

なお、「標準治療以外の治療はしてはならない」と、患者にも医師にも誤解されやすいのですが、あくまで「標準治療が望ましい」ということで、その人に適した治療方法を選択してよいのです。

病変（びょうへん）

がんになると、身体を構成する組織に変化が起こりますが、このように、病気によって身体に生じた病的な変化のことをいいます。局所的な変化、全身的な変化があり、組織をとって病理検査（p208）をすることによって、がんの診断を確定することができます。

病理検査（びょうりけんさ）

病気が疑われる部位の分泌物や細胞、または切除した組織を顕微鏡で調べる検査のこと。がんがあるかどうかをはじめ、悪性か良性か、病気や進行度合い、今後の見通しや治療効果の予測なども可能です。病理検査には、細胞をみる「細胞診検査」（p197）と組織の形態をみる「組織診検査（生検（p201））」があります。

腹腔鏡手術（ふくくうきょうしゅじゅつ）

体にやさしい手術といわれる「開腹しないでがんを切除」する方法です。お腹や胸に4～5ヵ所小さな穴を開けて、そこから内視鏡や手術器具を入れて、写し出されるモニター映像を見ながら、がんを切除します。開腹手術に比べると、患者への負担が少なく、術後の痛みが軽減される、回復が早いなどの利点もあります。なお、胃がんや大腸がんの場合は「腹腔鏡下手術」といいますが、肺がんの場合は「胸腔鏡下手術」といわれます。

副作用（ふくさよう）

検査や治療薬が原因となって、本来めざした作用や効果とは異なる作用などがあらわれ、身体に好ましくない状況が起きることです。医学的には、狭義に「医薬品の使用によって発現した有害な事象」といわれますが、「好ましくない身体の反応」ととらえてよいでしょう。

服用（ふくよう）

薬を飲むこと。薬が十分に効果を発揮するためには、用法や分量を正しく守ることが大切です。用法については、食後だけでなく食前服用（p199）、食間服用（p200）もあるので、タイミングに留意しましょう。

分子標的治療薬（ぶんしひょうてきちりょうやく）

がん細胞が増殖するとき、分子（遺伝子が生み出すたんぱく質）が重要な働きをします。その分子に作用して増殖の働きを妨げる薬が分子標的治療薬です。これまでの化学療法（p189）に比べると、がん細胞以外の正常な細胞へのダメージが少なく、新しいがん治療として期待されています。すでに、乳がんや悪性リンパ腫、慢性骨髄性白血病などに対する分子標的治療薬が認可され、がん治療に用いられています。

PET検査（ペットけんさ）

「PET」とは、ポジトロン（陽電子）放出断層撮影法（Positron Emission Tomography）のことで、がん細胞が、正常な細胞よりブドウ糖の取り込みが多いという性質を活用して、ブドウ糖に似せた薬剤を注射し、薬剤が集まったところ（がんと疑われる部分）を画像化する検査です。

一度の検査で全身が検索できて、微小ながんも発見可能、従来のがん検診では発見しにくい部位（頭や骨など）も診断できるといわれていますが万能ではなく、検査薬が炎症部分にも取り込まれること、胃がんや肝臓がんなどは PET では見つけにくいともいわれています。そこで、PET 検査と従来の CT 検査 (p198) などを組み合わせる方法が有効といわれ、今後の主流になると見られています。

放射線療法（ほうしゃせんりょうほう）

がんの三大治療 (p197) のひとつで、放射線を体外または体の中からあてたり、放射性の薬剤を投与することによって、がん細胞を破壊したり、がんの症状の緩和を目的にした治療方法です。

従来の放射線治療は、がんの周囲の正常な組織にも放射線があたって副作用 (p209) があらわれるなどの問題点がありました。ところが、90 年代以降、めざましい技術的進歩で、正常細胞へのダメージや副作用は、少なくなっています。この治療方法が向いているがんは、舌がん、咽頭がん、喉頭がん、食道がん、肺がんなど。向いていないがんは、胃がん、肝臓がんなどです。

なお、「放射線療法は、治癒 (p205) できない進行がん患者が対象」という誤解がみられますが、比較的早期のがんで治療効果が上がるのも放射線療法の特徴です。

ホスピス

ホスピスとは、ラテン語の「温かいもてなし」を語源とし、本来、治癒 (p205) のむずかしい人の苦痛症状をやわらげ、最期までその人らしく生きるためのケアを提供する、という考え方であり、哲学ともいわれています。

現在では、ホスピス・緩和ケア (p191) 病棟で、さまざまな痛みなどの症状コントロールを第一に、チーム医療によってQOL (p192) を高めることを原則としてホスピスケアが行われています。

最近では、外来や在宅でもホスピスケアが受けられるようになりました。

ポリープ

主に胃や腸などの消化管の粘膜にできるイボやキノコ型をした隆起性のできものをさします（鼻腔粘膜にできる鼻ポリープ、声帯にできる声帯ポリープなどもあります）。良性のものと悪性のものがあり、内視鏡の生検 (p201) などによって病理検査 (p208) を行い、悪性のものに変化する可能性があると診断されたときは切除します。

「ポリープはまったく心配ない」「ポリープはすべて切り取ったほうがよい」などと誤解する人が少なくありません。良性か悪性か、また悪性に変化するおそれがあるかなど、生検によって的確な診断のもとでの対処が大事です。

ホルモン療法（ホルモンりょうほう）

乳がんや子宮がん、前立腺がんなどの場合のように、ホルモンが深くかかわるがんに対して、ホルモンの分泌や働きを抑える薬を用いた療法のことで内分泌療法ともいわれます。抗がん剤 (p195) と比べて副作用が少なく、長期に使えるという特長があり、標準治療 (p208) に組み込まれているホルモン療法剤も少なくありません。

ま

末期がん（まっきがん）

治療が困難で回復の見込みがなく、生命の予後(p212)、余命(p213)が短いと予想される病状のがんをいいます。一般に生命予後が3ヵ月以内の状態のときを意味しますが、治療内容によって変わり、個人差もあります。

免疫療法（めんえきりょうほう）

人間が生来もっている「免疫力」を高めて治療効果をあげる療法。免疫は、がんの発生や進行と深くかかわっていることから、がんの免疫療法が登場し、活性化リンパ球療法など多様な療法が出現しました。現在は、がん細胞を破壊して成長を阻止する「抗体療法」が注目されています。なお、免疫療法は、標準治療(p208)になっているわけではなく、がんの三大療法(p197)以外のその他の療法としてとらえられています。

や

予後（よご）

今後の病気の進行具合をはじめ生存できる確率や終末に関するまで、すべてを含めた医学的な見通しのことです。「予後3ヵ月」といわれて、「3ヵ月でよくなる」と考えたり、「3ヵ月の命」と思ってしまうこともあります。ケースによっては「余命の推定」で使われることもありますので、あいまいな場合は、医師の確認をとりましょう。

予後因子（よごいんし）

予後(p212)に影響をおよぼす要素のことです。がんができた部位、がんの大きさやタイプ、がんの進行度合い、転移(p205)の有無、さらに年齢や合併症の有無、治療効果などがあります。

余命 (よめい)

その人があとどのくらい生きられるかという見通しのことです。人の命は、その人の「生きようとする気持ち」や周りの支えなどによっても大きく変化します。医師にも本当のところ、人の命の長さはわからないといえるでしょう。

余命の告知は、今日では医療の現場であまり行われなくなりましたが、もし「余命○ヵ月」と告げられても、ひとつの目安として考え、数字にふりまわされないことです。

罹患率 (りかんりつ)

一定期間に、対象とする集団の中で新たにある病気にかかった人の割合を示した数値です。たとえば、「人口10万人あたりの罹患率」という場合、罹患者数を分子として、対象とする集団の人口を分母として割り、それに10万をかけるという算定式で出されます。

参考までに、日本人のがん罹患率は約30％といわれ、3人に1人ががんに罹患する計算になります（2006年現在）。また、生涯でがんに罹患する確率は、男性約54％、女性約41％となっています（2003年のデータに基づく、国立がんセンターがん対策情報センターの最新がん統計より）

臨床試験 (りんしょうしけん)

新しい治療薬や治療方法、検査方法の有効性と安全性の評価や検証を行うための研究を目的とした診療のことです。多くの患者の協力のもとに長期間にわたって行われ、臨床試験の結果、一定の基準に達して価値あるものとみなされたとき、一般の診療に採り入れられます。臨床試験の中で、厚生労働省からの承認を得るためのものは治験 (p204) といいます。

リンパ節郭清（リンパせつかくせい）

　がんの部位だけでなく、周囲の領域のリンパ節も残さず切除することです。がんの根治をめざしたとき、リンパ液から流れて転移する危険性があり、がんの病巣をとりまく周囲のリンパ節切除が必要になります。ただし、ケースによってはすべてを取り除く必要がなく、またリンパ節の研究が進んで、大きく切除しなくても根治が可能になってきました。

　リンパ節を切除すると、リンパ浮腫（p214）といわれるむくみが起こることがあります。その場合は、リンパマッサージなど適切なケアをしましょう。

リンパ浮腫（りんぱふしゅ）

　乳がんや子宮がん、膀胱がん、前立腺がんなどの手術でリンパ節を切除した場合、または放射線療法（p210）を受けたあとに、腕や脚にあらわれるむくみのことです。完全に治すことはむずかしいのですが、リンパマッサージや専用のストッキングを活用することで改善することができます。

● 参考文献・参考ウェブサイト

日本医学ジャーナリスト協会編著、国立がんセンター監修
『あなたのための がん用語事典』文藝春秋、2004 年

矢沢サイエンスオフィス編『ガンのすべてがわかる本』学研、2001 年

中川恵一『切らずに治すがん治療』法研、2007 年

日経メディカル編『がんを生きるガイド』日経BP社、2006 年

日経メディカル編『がん患者さんの心と体の悩み解決ガイド』
日経BP社、2007 年

廣田彰男・佐藤佳代子監修
『乳がん・子宮がん・卵巣がん術後のリンパ浮腫を自分でケアする』
主婦の友社、2008 年

週刊朝日 MOOK『がんで「困った」ときに開く本』
朝日新聞出版、2008 年

『別冊 暮しの手帖 がん安心読本』
暮しの手帖社、2007 年

がん情報サービス　http://ganjoho.jp/public/index.html

厚生労働省　http://www.mhlw.go.jp/bunya/kenkou/gan.html

● 特別協力　特定非営利活動法人ジャパン・ウェルネス

● 執筆協力　斉藤弘子／天野敦子／利根川恵子

● カバー・本文デザイン　高橋久美

監修者
竹中文良（たけなか・ふみよし）

1931年、和歌山県生まれ。日本医科大学卒業。医学博士。日本赤十字社医療センター外科部長、日本赤十字看護大学教授を経て、現在同大客員教授。1986年、大腸がんに罹患し、手術を受ける。
2001年、がん患者のメンタル・サポートを目的にジャパン・ウェルネスを設立し、理事長に就任。著書に、『医者が癌にかかったとき』『続・医者が癌にかかったとき』『癌になって考えたこと』（文藝春秋）、共訳に『ウエルネス・コミュニティー――がんに克つ人、負ける人』（読売新聞社）などがある。

がん治療の前と後
納得できる治療を受けて、前向きに過ごすための手引き

平成22年3月25日　第1刷発行

監　修　者	竹中文良
発　行　者	東島俊一
発　行　所	株式会社 **法研**

東京都中央区銀座1-10-1（〒104-8104）
販売 ☎03(3562)7671／編集 ☎03(3562)7674
http://www.sociohealth.co.jp

印刷・製本　図書印刷株式会社

SOCIO HEALTH
小社は㈱法研を核に「SOCIO HEALTH GROUP」を構成し、相互のネットワークにより"社会保障及び健康に関する情報の社会的価値創造"を事業領域としています。その一環としての小社の出版事業にご注目ください。

Ⓒ Fumiyoshi Takenaka 2010 Printed in Japan
ISBN978-4-87954-788-0　定価はカバーに表示してあります。
乱丁本・落丁本は小社出版事業部販売課あてにお送りください。
送料小社負担にてお取り替えいたします。